Andrej Jenča
Adriána Petrášová
Elham Saberian

Tratamento de complicações orais induzidas por radiação

Andrej Jenča
Adriána Petrášová
Elham Saberian

Tratamento de complicações orais induzidas por radiação

ScienciaScripts

Imprint
Any brand names and product names mentioned in this book are subject to trademark, brand or patent protection and are trademarks or registered trademarks of their respective holders. The use of brand names, product names, common names, trade names, product descriptions etc. even without a particular marking in this work is in no way to be construed to mean that such names may be regarded as unrestricted in respect of trademark and brand protection legislation and could thus be used by anyone.

Cover image: www.ingimage.com

This book is a translation from the original published under ISBN 978-620-7-65231-0.

Publisher:
Sciencia Scripts
is a trademark of
Dodo Books Indian Ocean Ltd. and OmniScriptum S.R.L publishing group

120 High Road, East Finchley, London, N2 9ED, United Kingdom
Str. Armeneasca 28/1, office 1, Chisinau MD-2012, Republic of Moldova, Europe
Printed at: see last page
ISBN: 978-620-7-74712-2

Índice

Capítulo 1: Introdução à radioterapia

Visão geral da radioterapia

Na radioterapia, também designada por radioterapia, são utilizadas doses elevadas de radiação para matar ou parar o crescimento das células cancerígenas. O objetivo da radioterapia é administrar uma dose precisa de radiação ao tecido alvo, limitando a exposição do tecido saudável circundante. Este método, que pode ser utilizado em conjunto com a imunoterapia, a quimioterapia e a cirurgia ou isoladamente, é um dos pilares do tratamento do cancro.

Existem duas categorias principais de radioterapia: radioterapia interna (braquiterapia) e radioterapia de feixe externo (EBRT).

1. Radioterapia de feixe externo (EBRT): A radioterapia de intensidade modulada (IMRT), a radioterapia corporal estereotáxica (SBRT) e a radioterapia guiada por imagem (IGRT) são técnicas avançadas que melhoraram a precisão e a eficácia da radioterapia de feixe externo (EBRT). Este é o tipo de radioterapia mais utilizado.

2. Radioterapia interna (braquiterapia): Implica a colocação de uma fonte radioactiva no interior do tumor ou perto dele. Em comparação com a EBRT, a braquiterapia pode minimizar os efeitos secundários, fornecendo uma dose elevada de radiação num local mais específico.

Mecanismos de ação

A principal forma de funcionamento do tratamento por radiação é através da ionização dos átomos no interior das células. Como resultado desta ionização, são criados radicais livres, que têm a capacidade de danificar o ADN das células saudáveis e malignas. As moléculas de ADN que se encontram no núcleo da célula são os alvos importantes. A morte celular resulta da diminuição da capacidade de auto-reparação e replicação de uma célula quando os danos no ADN são suficientemente graves.

Os danos induzidos pela radiação podem ocorrer através de dois mecanismos principais:

1. Ação direta: A molécula de ADN é diretamente ionizada pela radiação, rompendo as cadeias de ADN.
2. Ação indireta: A radiação provoca a reação de espécies reactivas de oxigénio (ROS), como os radicais hidroxilo, com moléculas de água no interior da célula. O ADN e outros componentes biológicos essenciais são subsequentemente danificados por estas ERO.

Como as células cancerosas se dividem mais rapidamente do que as células normais e têm frequentemente mecanismos de reparação do ADN menos eficazes, são geralmente mais sensíveis à radiação do que as células normais. No entanto, a radiação também pode ter efeitos adversos nas células normais. A janela terapêutica da radioterapia foi concebida para maximizar os danos nas células cancerígenas, permitindo simultaneamente a regeneração das células saudáveis.

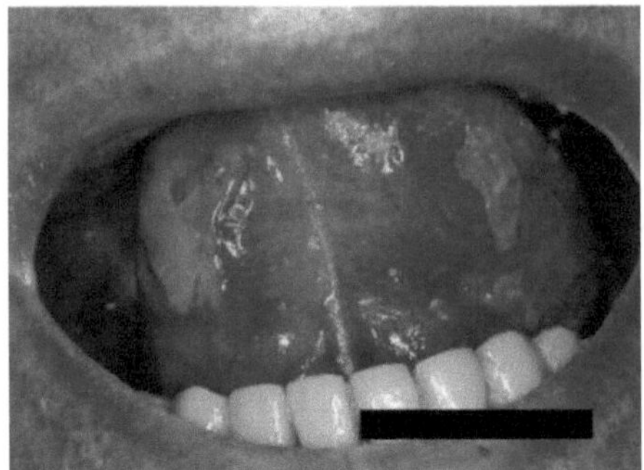

Figura 1: mucosite oral por danos no ADN induzidos pela radiação

Indicações para a radioterapia nos cancros da cabeça e do pescoço

O tratamento dos tumores malignos da cabeça e do pescoço, que incluem os cancros da boca, garganta, laringe, nariz, seios nasais e glândulas salivares, deve incluir radioterapia. Para tratar estes tumores, é frequentemente necessária uma estratégia multidisciplinar que inclui cirurgia, radioterapia e quimioterapia.

As indicações para a radioterapia nos cancros da cabeça e do pescoço incluem:

1. Tratamento definitivo: Para alguns tumores malignos da cabeça e do pescoço, a radioterapia pode ser o tratamento principal, sobretudo se a cirurgia não for viável devido ao estado de saúde do doente ou à localização do tumor.

2. Terapia adjuvante: Após a ressecção cirúrgica, a radioterapia pós-operatória é frequentemente utilizada para erradicar a doença microscópica remanescente, reduzir a probabilidade de recorrência local e aumentar a sobrevivência global.

3. Terapia neoadjuvante: Antes da cirurgia, a radioterapia pode ser utilizada em determinadas circunstâncias para reduzir o

tamanho do tumor e aumentar a probabilidade de este poder ser completamente removido cirurgicamente.

4. Quimiorradiação simultânea: A eficácia da quimioterapia e da radioterapia pode ser aumentada quando são combinadas. A quimioterapia radiosensibiliza as células cancerígenas, aumentando a sua suscetibilidade aos impactos da radiação.

5. Tratamento paliativo: A radioterapia pode ser utilizada para tratar doentes com neoplasias malignas avançadas ou metastáticas da cabeça e do pescoço, a fim de melhorar a sua qualidade de vida e aliviar os sintomas, incluindo desconforto, hemorragia ou obstrução.

No tratamento das neoplasias malignas da cabeça e do pescoço, a radioterapia é essencial, uma vez que pode muitas vezes ser curativa em certos casos e proporcionar vantagens paliativas noutros. Para maximizar os resultados dos doentes e reduzir as complicações, é crucial compreender os fundamentos da radioterapia, bem como os seus mecanismos de ação e aplicações particulares na oncologia da cabeça e do pescoço.

Capítulo 2: Compreender as complicações orais induzidas pela radiação

A radioterapia pode causar uma variedade de consequências agudas e a longo prazo na cavidade oral, apesar de ser um tratamento necessário para os cancros da cabeça e do pescoço. O efeito da radiação nas células em rápida proliferação dos tecidos orais e os danos colaterais que provoca nos tecidos saudáveis que rodeiam o tumor são as causas destas consequências. A compreensão destes problemas é essencial para evitar, controlar e atenuar o seu impacto nos doentes submetidos a tratamento.

Tipos de complicações orais

As complicações orais induzidas pela radiação podem ser classificadas em complicações agudas e crónicas:

1. Complicações agudas:
   - Mucosite oral: Um dos efeitos secundários mais comuns e debilitantes, caracterizado por inflamação, ulceração e dor intensa da mucosa oral.
   - Xerostomia (boca seca): Causada por danos nas glândulas salivares, levando a uma redução significativa na produção de saliva.
   - Disgeusia (alterações do paladar): Alterações ou perda do paladar devido a danos nas papilas gustativas e nas glândulas salivares.
   - Infecções: Aumento da suscetibilidade a infecções bacterianas, fúngicas e virais devido ao comprometimento da barreira mucosa e da resposta imunitária.

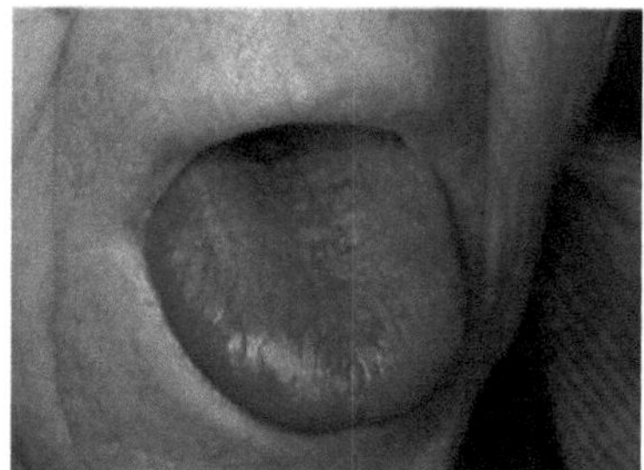
Figura 2: Xerostomia submetida a radioterapia e quimiorradioterapia

2. Complicações crónicas:

> Osteoradionecrose da mandíbula (ORN): Uma condição grave em que o osso irradiado se torna necrótico e não cicatriza, levando frequentemente a dor crónica, infeção e fracturas.

> Cárie por radiação: Uma forma agressiva de cárie dentária devido à redução do fluxo de saliva e a alterações na microbiota oral.

> Necrose e fibrose dos tecidos moles: Danos crónicos que levam à morte dos tecidos e a alterações fibróticas que prejudicam a função e causam desconforto.

> Trismo: Restrição da abertura da boca devido a fibrose e danos nos músculos mastigatórios e na articulação temporomandibular.

Fisiopatologia da lesão por radiação nos tecidos orais

A intrincada interação entre as reacções inflamatórias, os processos de reparação dos tecidos e os danos celulares é fundamental para a fisiopatologia dos problemas orais induzidos pela radiação. Os principais processos incluem:

1. Danos celulares directos: A radiação ionizante causa diretamente danos no ADN das células, levando à morte ou disfunção celular. A mucosa oral, com a sua elevada taxa de

renovação, é particularmente suscetível.

2. Resposta inflamatória: As fortes reacções inflamatórias provocadas pela radiação são marcadas pela libertação de quimiocinas, citocinas e espécies reactivas de oxigénio (ROS). Esta reação agrava os sintomas de mucosite e outros problemas, além de contribuir para o dano dos tecidos.

3. Danos vasculares: A radiação afecta a microvasculatura, provocando danos nas células endoteliais, redução do fluxo sanguíneo e hipoxia nos tecidos. Isto contribui para o desenvolvimento de complicações crónicas como a osteoradionecrose e a fibrose dos tecidos moles.

4. Disfunção das glândulas salivares: As células acinares das glândulas salivares são danificadas pela radiação, o que reduz a produção de saliva. A redução da saliva provoca xerostomia, aumento das cáries dentárias e infecções orais. A saliva é necessária para manter a saúde oral.

5. Fibrose e remodelação dos tecidos: A exposição crónica à radiação estimula os fibroblastos e os miofibroblastos, levando à produção excessiva de matriz extracelular e à fibrose. Este processo é responsável por complicações como o trismo e a fibrose dos tecidos moles.

Factores de risco e modelos de previsão

A personalização de abordagens preventivas e terapêuticas para cada doente requer a identificação de variáveis de risco e a criação de modelos preditivos. Os principais factores de risco incluem:

1. Factores relacionados com o doente:

  ➢ Idade: Os doentes mais jovens podem ter uma maior capacidade de regeneração, mas os doentes mais idosos têm frequentemente complicações mais graves devido a comorbilidades e a uma menor resistência dos tecidos.

  ➢ Estado nutricional: A má nutrição pode agravar a gravidade das complicações orais e dificultar a recuperação.

  ➢ Factores genéticos: As predisposições genéticas podem influenciar as respostas individuais à radiação e a probabilidade de desenvolver complicações.

2. Factores relacionados com o tratamento:

  ➢ Dose de radiação e fracionamento: O risco de complicações aumenta com fracções maiores e doses globais mais elevadas. Ao proteger os tecidos saudáveis, a IMRT (terapia de radiação de intensidade modulada) e outros métodos de ponta podem reduzir este perigo.

  ➢ Quimioterapia simultânea: Os agentes quimioterapêuticos podem atuar como radiossensibilizadores, potenciando os efeitos da radiação, mas também aumentando a gravidade dos efeitos secundários.

  ➢ Campo de tratamento: As dimensões e a posição do campo de radiação são cruciais. É mais provável que ocorram complicações com tratamentos que envolvam áreas extensas ou estruturas essenciais para a função oral.

3. Factores locais:

  ➢ Condições de saúde oral pré-existentes: Uma má higiene oral, doença periodontal e problemas dentários pré-existentes podem exacerbar as complicações induzidas pela radiação.

  ➢ Controlo de infecções: A redução do risco de problemas graves durante a radioterapia exige um controlo eficaz das infecções orais antes e durante o tratamento.

Modelos preditivos

Os modelos preditivos incorporam múltiplos factores de risco para calcular a probabilidade de ocorrência de problemas orais resultantes da exposição à radiação. Estes modelos podem ajudar os médicos a:

1. Personalização dos planos de tratamento: Ajustar as doses de radiação e os esquemas de fracionamento com base nos perfis de risco individuais.
2. Implementação de medidas preventivas: Abordar proactivamente factores de risco modificáveis, como a melhoria da higiene oral e do estado nutricional.
3. Monitorização e intervenção precoce: Identifica os doentes de alto risco para um acompanhamento mais próximo e uma intervenção precoce para gerir as complicações emergentes.

Foram criados vários modelos de previsão, como os modelos de probabilidade de complicação de tecido normal (NTCP), que calculam o risco tendo em conta variáveis específicas do doente e parâmetros de dose-volume de radiação. Para aumentar a precisão e a utilidade destes modelos, os dados clínicos são continuamente incluídos no seu desenvolvimento.

A otimização do tratamento de doentes submetidos a radioterapia para cancros da cabeça e do pescoço exige uma compreensão das formas, da etiologia e dos factores de risco dos problemas orais induzidos pela radiação. Os médicos podem melhorar a gestão destes efeitos secundários incapacitantes e reforçar as tácticas preventivas aplicando modelos de previsão e fazendo avaliações de risco eficazes. Isto irá, em última análise, melhorar os resultados dos doentes.

Capítulo 3: Mucosite oral

Um dos efeitos secundários mais frequentes e incapacitantes do tratamento com radiação, especialmente para tumores da cabeça e pescoço, é a mucosite oral. Com foco na definição, apresentação clínica, fisiopatologia, prevenção, técnicas terapêuticas e exemplos de casos ilustrativos para contextualizar as informações teóricas, este capítulo oferece uma visão abrangente da mucosite oral.

Definição e apresentação clínica

Definição:

A inflamação e a ulceração da mucosa oral provocadas pela quimioterapia ou pela radioterapia são conhecidas como mucosite oral. Aparece sob a forma de lesões e feridas excruciantes na boca, que podem limitar seriamente a capacidade do doente para comer, falar e praticar uma boa higiene oral. Isto diminui a sua qualidade de vida em geral.

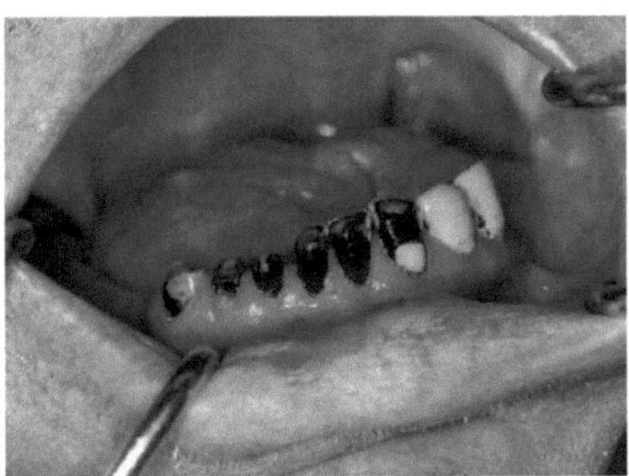
Figura 3: Cáries por radiação

Apresentação clínica:

A apresentação clínica da mucosite oral pode variar em termos de gravidade, mas normalmente progride através das seguintes fases:

1. Fase inicial:

   ➢ Vermelhidão e ligeiro inchaço da mucosa oral.
   ➢ Sensações de secura e de ligeiro desconforto.

2. Fase inflamatória:

   ➢ O eritema e o edema tornam-se mais pronunciados.
   ➢ Os doentes experimentam sensações de ardor e aumento da dor, particularmente quando consomem alimentos ácidos, picantes ou quentes.

3. Fase ulcerativa:

   ➢ Formação de ulcerações dolorosas e de pseudomembranas (uma película branca ou amarela que cobre as úlceras).
   ➢ Dor intensa que provoca dificuldade em engolir (disfagia) e em falar.

4. Fase de cura:

   ➢ Diminuição gradual da dor e cicatrização das úlceras, o que geralmente ocorre algumas semanas após a conclusão da terapia.
   ➢ Regeneração da camada epitelial e restauração da barreira mucosa.

Uma escala padronizada, como os Critérios de Terminologia Comum para Eventos Adversos do Instituto Nacional do Cancro (NCI-CTCAE) ou a escala de toxicidade oral da Organização Mundial de Saúde (OMS), é frequentemente utilizada para classificar a gravidade da mucosite oral. Com a ajuda destas medidas, os médicos podem determinar a gravidade da mucosite e ajustar o tratamento em conformidade.

Patogénese

A etiologia da mucosite oral implica uma interação multifacetada entre a lesão celular direta, as reacções inflamatórias e o comprometimento da regeneração dos tecidos. O processo pode ser dividido em várias fases que se sobrepõem:

1. Fase de iniciação:
   - A radiação provoca danos directos no ADN e nas estruturas celulares das células epiteliais basais da mucosa oral.
   - A produção de espécies reactivas de oxigénio (ROS) e de outros radicais livres agrava as lesões celulares.

2. Fase de Upregulação e Amplificação de Sinais:
   - As células danificadas libertam citocinas pró-inflamatórias, como o fator de necrose tumoral alfa (TNF-α), a interleucina-1 beta (IL-1β) e a interleucina-6 (IL-6).
   - Estas citocinas amplificam a resposta inflamatória, conduzindo a mais danos nos tecidos.

3. Transdução de sinais e fase de amplificação:
   - Ativação de factores de transcrição como o fator nuclear-kappa B (NF-κB) e subsequente produção de mais mediadores pró-inflamatórios.
   - Recrutamento de células imunitárias para o local da lesão, aumentando a inflamação e a destruição dos tecidos.

4. Fase de ulceração:
   - A rutura da barreira epitelial resulta na formação de úlceras.
   - Podem ocorrer infecções secundárias por bactérias e fungos orais, exacerbando a dor e a inflamação.

5. Fase de cura:
   - Resolução da inflamação e início dos processos de reparação

dos tecidos.

> As células epiteliais proliferam e migram para cobrir as áreas ulceradas, restaurando a integridade da mucosa oral.

A compreensão destas fases é crucial para o desenvolvimento de intervenções direccionadas para prevenir ou atenuar a gravidade da mucosite.

Estratégias de prevenção e gestão

É necessária uma estratégia multimodal para a gestão eficaz da mucosite oral, envolvendo acções terapêuticas para aliviar os sintomas e encorajar a cura, bem como medidas preventivas.

Estratégias de prevenção:

1. Higiene oral:
   > Manter uma excelente higiene oral para reduzir a carga microbiana e minimizar o risco de infecções secundárias.
   > Usa escovas de dentes macias, elixires sem álcool e faz controlos dentários regulares.

2. Crioterapia:
   > Aplicação de pedaços de gelo na boca durante a quimioterapia para reduzir o fluxo sanguíneo e limitar a exposição dos medicamentos à mucosa oral.
   > Particularmente eficaz para certos agentes quimioterapêuticos como o 5-fluorouracil.

3. Agentes farmacológicos:
   > Utilização de agentes como a palifermina (fator de crescimento dos queratinócitos) para promover o crescimento das células epiteliais e reduzir a incidência de mucosite.
   > A amifostina, um agente radioprotector, pode ser utilizada para proteger os tecidos normais dos efeitos nocivos da radiação.

Estratégias de gestão:

1. Terapias tópicas:

   ➢ Enxaguamentos bucais que contêm soro fisiológico, bicarbonato de sódio ou clorexidina para acalmar a mucosa e controlar o crescimento microbiano.

   ➢ Agentes de revestimento como o sucralfato para formar uma barreira protetora sobre as úlceras.

2. Controlo da dor:

   ➢ Utilização de analgésicos, desde anestésicos tópicos (p. ex., lidocaína) a opiáceos sistémicos para dores fortes.

   ➢ Protectores das mucosas, como a benzidamina, um agente anti-inflamatório não esteroide, para reduzir a dor e a inflamação.

3. Apoio nutricional:

   ➢ Assegurar uma nutrição adequada através de modificações na dieta, utilização de alimentos macios e não irritantes e suplementos nutricionais.

   ➢ A alimentação enteral (através de tubos de alimentação) pode ser necessária em doentes com mucosite grave.

4. Controlo de Infecções:

   ➢ Agentes profiláticos antifúngicos, antivirais ou antibacterianos para prevenir infecções secundárias.

   ➢ Monitorização e tratamento regulares de quaisquer infecções que ocorram.

Estudos de caso

Estudo de caso 1: Mucosite oral ligeira num doente submetido a quimiorradiação

Perfil do paciente:

- Homem de 50 anos com carcinoma de células escamosas da orofaringe.
- Faz quimioterapia e radioterapia em simultâneo.

Apresentação clínica:

- Desenvolvimento de eritema e ulcerações ligeiras na mucosa bucal após duas semanas de tratamento.
- Queixas de dor moderada ao comer e beber.

Gestão:

- Melhora a higiene oral com bochechos com soro fisiológico e bicarbonato de sódio.
- Aplicação tópica de gel de lidocaína antes das refeições.
- Modificações na dieta para incluir alimentos suaves e não picantes.
- A dor é tratada com acetaminofeno.

Resultado:

- Os sintomas são geridos eficazmente, permitindo ao doente completar o tratamento prescrito sem interrupções significativas.
- Resolução completa da mucosite no prazo de três semanas após o tratamento.

Estudo de caso 2: Mucosite oral grave num doente a receber quimioterapia em doses elevadas

Perfil do paciente:

- Mulher de 45 anos com linfoma recidivante submetida a quimioterapia de alta dose antes do transplante de células estaminais.
- Apresentação clínica:

- Ulcerações extensas e pseudomembranas que cobrem a mucosa oral na segunda semana de quimioterapia.

- Dor intensa, disfagia e incapacidade de manter a ingestão oral.

Gestão:

- Iniciou a crioterapia durante as infusões de quimioterapia.

- Utilização do pré-tratamento com palifermina para reduzir a gravidade da mucosite.

- Tratamento da dor sistémica com opiáceos e anestésicos tópicos.

- Apoio nutricional através de alimentação entérica.

Resultado:

- Apesar da apresentação inicial grave, a abordagem de gestão integrada reduziu a duração e a gravidade dos sintomas.

- O paciente teve uma melhoria gradual e completa cicatrização da mucosa oral no prazo de um mês após a conclusão da quimioterapia.

A mucosite oral relacionada com a radioterapia é uma complicação complexa que necessita de inúmeras técnicas terapêuticas para diminuir os seus efeitos negativos na qualidade de vida dos doentes. Os médicos podem reduzir significativamente o peso desta doença, compreendendo a sua fisiopatologia, implementando medidas de prevenção e utilizando estratégias terapêuticas eficazes. Os estudos de caso enfatizam o valor do tratamento individualizado e a possibilidade de resultados positivos mesmo em circunstâncias extremas.

Capítulo 4: Xerostomia (boca seca)

A boca seca, ou xerostomia, é um efeito secundário comum e perturbador da radioterapia, especialmente comum em indivíduos que recebem tratamento para tumores da cabeça e do pescoço. Este capítulo examina os efeitos da radiação nas glândulas salivares, os sintomas e o diagnóstico da xerostomia, as opções de tratamento e os planos de cuidados a longo prazo para melhorar a qualidade de vida dos indivíduos afectados.

Impacto da radiação nas glândulas salivares

Anatomia e função das glândulas salivares:

Juntamente com numerosas glândulas salivares menores espalhadas pela mucosa oral, as glândulas parótida, submandibular e sublingual são as glândulas salivares primárias. A saliva é segregada por estas glândulas e é essencial para a digestão, lubrificação da boca, atividade antibacteriana e preservação do equilíbrio do pH da boca.

Danos induzidos por radiação:

A função das glândulas salivares pode ser gravemente afetada pela radioterapia. A dose total de radiação, o esquema de fracionamento e as glândulas salivares específicas no campo de radiação afectam a quantidade de danos causados.

1. Danos celulares directos:
   - A radiação tem como alvo principal as células que se dividem rapidamente, que incluem as células acinares das glândulas salivares.
   - Os danos no ADN e a subsequente morte celular levam a uma

diminuição da produção de saliva.

2. Danos vasculares:

> A radiação induz danos nas células endoteliais, levando à redução do fluxo sanguíneo e à hipóxia nas glândulas salivares.
> Esta lesão vascular contribui para a disfunção glandular e fibrose a longo prazo.

3. Resposta inflamatória:

> A libertação de citocinas pró-inflamatórias após a radiação exacerba os danos nos tecidos e prejudica os mecanismos de reparação glandular.

Efeitos na produção e composição da saliva

A hipossalivação, ou diminuição da produção de saliva, provoca alterações qualitativas na composição da saliva, tais como uma diminuição das proteínas antimicrobianas, uma alteração na capacidade de tamponamento e uma alteração nas concentrações de electrólitos. Estas alterações podem agravar os sintomas de xerostomia e os problemas associados.

Sintomas e diagnóstico

Sintomas:

Os pacientes com xerostomia podem apresentar uma vasta gama de sintomas que afectam a sua saúde oral e o seu bem-estar geral:

1. Secura e desconforto:

> Sensação persistente de secura na boca e na garganta.
> Dificuldade em falar, mastigar e engolir, especialmente alimentos secos.

2. Problemas de saúde oral:

> Aumento do risco de cáries dentárias e doença periodontal devido à falta de saliva protetora.
> As infecções orais, como a candidíase (aftas), são mais comuns devido às reduzidas propriedades antimicrobianas da saliva.

3. Alterações de gosto:

> A disgeusia, ou alteração da sensação gustativa, é frequentemente referida, tornando os alimentos menos saborosos.

4. Alterações das mucosas:

> A mucosa oral torna-se mais suscetível a lesões e ulcerações.

Diagnostica:

O diagnóstico da xerostomia envolve tanto avaliações subjectivas como medidas objectivas:

1. Questionários sobre a história do paciente e os sintomas:

> Anamnese pormenorizada do doente, com destaque para o início, a duração e a gravidade dos sintomas.
> Questionários padronizados, como o Inventário de Xerostomia ou a Escala Visual Analógica (EVA), para avaliar o impacto na vida quotidiana.

2. Exame clínico:

> Inspeção da cavidade oral para detetar sinais de secura, cáries dentárias e alterações da mucosa.
> Palpação das glândulas salivares para detetar eventuais anomalias.

3. Medições de fluxo salivar:

> Sialometria: Medição dos caudais salivares não estimulados e estimulados utilizando métodos de recolha normalizados.

➤ Sialoquímica: Análise da composição da saliva para identificar alterações nos electrólitos, enzimas e proteínas antimicrobianas.

4. Estudos de imagem:

➤ A sialografia, a cintigrafia ou a ressonância magnética podem ser utilizadas para avaliar a estrutura e a função das glândulas salivares.

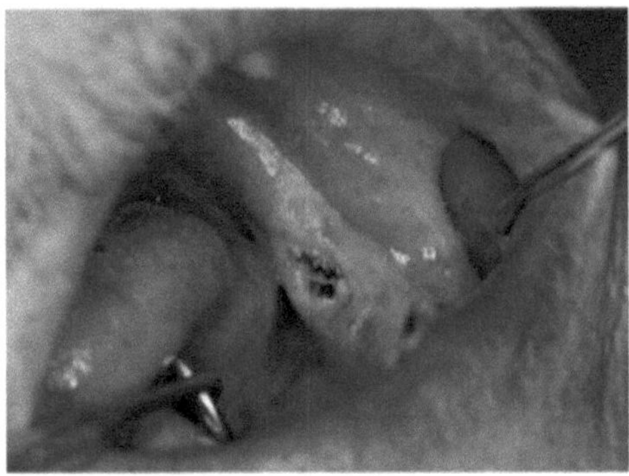
Figura 4: Osteoradionecrose

Abordagens de gestão

É necessária uma estratégia abrangente que inclua o alívio sintomático, medidas preventivas e potenciais tratamentos restauradores para gerir a xerostomia.

Alívio sintomático:

1. Substitutos da saliva e estimulantes:

> Utilização de produtos de saliva artificial para proporcionar lubrificação e humidade.

➤ Sialogogos (estimulantes da saliva) como a pilocarpina ou a cevimelina para aumentar a produção natural de saliva em doentes com função residual da glândula.

2. Hidrata-te:

> Incentiva a ingestão regular de líquidos para aliviar a secura.
> Utilização de humidificadores para aumentar os níveis de humidade ambiente.

3. Hidratantes orais:

> Géis, sprays e pastilhas concebidos para proporcionar uma hidratação prolongada dos tecidos orais.

Estratégias de prevenção:

1. Higiene oral:

> Práticas rigorosas de higiene oral, incluindo escovagem frequente com pasta dentífrica com flúor e limpeza interdental.
> Faz check-ups dentários regulares para controlar e gerir a saúde oral.

2. Modificações na dieta:

> Evita alimentos açucarados, ácidos e condimentados que podem exacerbar os sintomas e aumentar o risco de cáries dentárias.
> Incorporação de alimentos húmidos e fáceis de engolir para facilitar a alimentação.

Intervenções farmacológicas:

1.   Pilocarpina e Cevimelina:

> Agonistas colinérgicos que estimulam a produção de saliva actuando nos receptores muscarínicos das glândulas salivares.

2. Amifostina:

> Um agente radioprotector que pode ser administrado antes da radioterapia para reduzir a extensão dos danos nas glândulas salivares.

Opções terapêuticas avançadas:

1. Terapia genética:

➢ Abordagens de investigação destinadas a restaurar a função da glândula salivar através de técnicas de transferência de genes para promover a reparação e regeneração celular.

2. Terapia com células estaminais:

➢ Tratamentos experimentais que utilizam células estaminais para regenerar o tecido salivar danificado e restaurar a função da glândula.

Cuidados de longa duração

Os objectivos dos cuidados a longo prazo para os doentes com xerostomia são preservar a saúde oral, evitar problemas e melhorar a qualidade de vida geral:

1. Monitorização contínua:

➢ Visitas regulares de acompanhamento com profissionais dentários e médicos para monitorizar a progressão da xerostomia e ajustar os planos de gestão conforme necessário.

2. Cuidados dentários:

➢ Cuidados dentários preventivos, incluindo tratamentos profissionais com flúor, para proteção contra cáries dentárias e doenças periodontais.
➢ Restauração de dentes danificados e tratamento imediato de eventuais infecções orais.

3. Educação dos doentes:

➢ Educar os doentes para a importância de manter a higiene oral, reconhecer os sinais precoces de complicações e procurar uma intervenção atempada.

4. Grupos de apoio e aconselhamento:
➢ Fornecer apoio psicológico e aconselhamento para ajudar os

doentes a lidar com a natureza crónica da xerostomia e o seu impacto na vida diária.

➢ Grupos de apoio onde os doentes podem partilhar experiências e estratégias de sobrevivência.

A xerostomia relacionada com a radioterapia é um efeito secundário complexo e exigente que tem de ser cuidadosamente gerido para reduzir o impacto na qualidade de vida dos doentes. Os profissionais de saúde podem melhorar significativamente a qualidade de vida das pessoas com esta doença, compreendendo as causas subjacentes, identificando precocemente os sintomas e aplicando uma combinação de alívio sintomático, medidas preventivas e alternativas terapêuticas de ponta.

Capítulo 5: Disgeusia (alterações do paladar)

Os doentes submetidos a radioterapia para tumores da cabeça e do pescoço apresentam frequentemente disgeusia, ou anomalias do paladar, o que pode ser bastante perturbador. Este capítulo explora a etiologia e a mecânica da disgeusia, bem como as implicações clínicas para os pacientes e as abordagens mais modernas para a reabilitação e o tratamento.

Causas e mecanismos

Anatomia e Fisiologia do Paladar:

A intrincada relação entre as papilas gustativas da língua, os nervos cranianos e o cérebro está envolvida na perceção do paladar. Os cinco principais sabores - doce, azedo, salgado, amargo e umami - são detectados por células receptoras do paladar encontradas nas papilas gustativas. Os nervos facial (VII), glossofaríngeo (IX) e vago (X) fornecem esses sinais ao tronco cerebral, que os envia para o córtex gustativo.

Impacto da radioterapia:

A radioterapia pode afetar a perceção do paladar através de vários mecanismos:

1. Danos directos nas papilas gustativas:
   - A radiação pode induzir a apoptose e a necrose nas células em rápida divisão das papilas gustativas.
   - Esta lesão reduz o número e a funcionalidade das células receptoras do paladar.

2. Disfunção das glândulas salivares:
   - A redução do fluxo salivar (xerostomia) leva a alterações no

ambiente oral, afectando a solubilização e o transporte das moléculas gustativas para as papilas gustativas.

> A alteração da composição da saliva pode afetar a integridade e a função dos receptores gustativos.

3. Danos neurais:

> A radiação pode causar inflamação e danos nos nervos cranianos envolvidos na perceção do paladar.

> Esta lesão neural interrompe a transmissão dos sinais gustativos para o cérebro.

4. Efeitos indirectos:

> A mucosite induzida pela radiação e as infecções orais podem alterar a perceção do sabor ao criar um ambiente oral desfavorável.

> Os medicamentos utilizados para tratar o cancro e os seus efeitos secundários podem também contribuir para as alterações do paladar.

Alterações bioquímicas:

A perceção do sabor pode ser ainda mais perturbada por alterações induzidas pela radiação no microbioma oral e pelo aumento da produção de citocinas inflamatórias. As espécies reactivas de oxigénio (ROS) e o stress oxidativo agravam os danos celulares e dificultam a cicatrização dos tecidos orais.

Impacto clínico nos doentes

Qualidade de vida:

A disgeusia afecta significativamente a qualidade de vida dos doentes com cancro. A alteração ou diminuição do sentido do paladar pode levar a vários desafios:

1. Ingestão nutricional:

> Os doentes podem achar a comida desagradável, o que leva a uma diminuição do apetite e a uma ingestão nutricional inadequada.

> A desnutrição e a perda de peso são consequências comuns, que podem afetar a tolerância ao tratamento e a recuperação.

2. Efeitos psicossociais:

> A incapacidade de saborear a comida pode levar a um sofrimento emocional e ao isolamento social, uma vez que comer é frequentemente um aspeto central das interacções sociais.

> A ansiedade e a depressão podem ser exacerbadas pelas perturbações persistentes do paladar.

3. Saúde oral:

> As alterações nos hábitos alimentares, como o aumento do consumo de alimentos açucarados para compensar a perda de sabor, podem aumentar o risco de cáries dentárias e de doença periodontal.

4. Saúde geral:

> A má nutrição e os efeitos sistémicos associados podem enfraquecer o sistema imunitário, tornando os doentes mais susceptíveis a infecções e outras complicações.

Sintomas:

A disgeusia pode manifestar-se de várias formas, incluindo

1. Hipogeusia: Reduz a capacidade de sentir certos sabores.

2. Ageusia: Perde completamente o sabor.

3. Parageusia: Perceção distorcida do paladar, em que os sabores podem ser percebidos como metálicos, amargos ou

desagradáveis.

4. Perceção fantasma do paladar: Os doentes podem sentir sensações gustativas sem qualquer alimento ou bebida na boca.

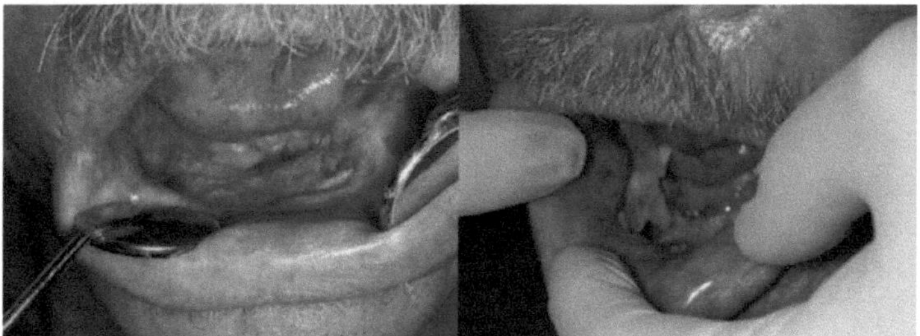

Figura 5: Osteoradionecrose que progride para fratura patológica da mandíbula

Tratamento e reabilitação

A gestão da disgeusia requer uma abordagem abrangente que trate tanto as causas subjacentes como os sintomas para melhorar a qualidade de vida dos doentes.

Estratégias de prevenção:

1. Planeamento da radiação:

   ➢ As técnicas avançadas de radiação, como a radioterapia de intensidade modulada (IMRT), podem minimizar os danos nas papilas gustativas e nas glândulas salivares.

   ➢ O direcionamento preciso e a modulação da dose reduzem a exposição dos tecidos saudáveis à radiação.

2. Agentes farmacológicos:

   ➢ A amifostina, um agente radioprotector, pode ser utilizada para proteger as glândulas salivares e as papilas gustativas durante a radioterapia.

   ➢ Antioxidantes e agentes anti-inflamatórios podem ajudar a

mitigar o stress oxidativo e a inflamação nos tecidos orais.

Tratamento sintomático:

1. Treino do paladar:

   ➢ Programas estruturados de treino do paladar que envolvem a exposição repetida a diferentes sabores podem ajudar a melhorar a função gustativa.
   ➢ Utilização de agentes intensificadores de sabor e de texturas alimentares modificadas para tornar os alimentos mais saborosos.

2. Substitutos de saliva e estimulantes:

   ➢ Utilização de substitutos da saliva para manter a humidade oral e facilitar a perceção do sabor.
   ➢ Sialogogos como a pilocarpina e a cevimelina para estimular a produção natural de saliva.

3. Modificações na dieta:

   ➢ Incentiva os doentes a experimentar diferentes alimentos, especiarias e condimentos para identificar opções mais saborosas.
   ➢ Aconselhamento nutricional para garantir uma dieta equilibrada apesar das alterações de sabor.

Intervenções farmacológicas:

1. Suplementação de zinco:

   ➢ O zinco desempenha um papel crucial na função e reparação das papilas gustativas. A toma de suplementos pode beneficiar os doentes com disgeusia induzida por radiação.
   ➢ A evidência sugere que o sulfato de zinco pode melhorar a perceção do sabor em alguns doentes.

2. Ácido alfa-lipóico:

   ➢ Um antioxidante que pode ajudar a reduzir o stress oxidativo e a melhorar a função gustativa.

3. Anestésicos tópicos:

> Alívio temporário das sensações gustativas distorcidas utilizando anestésicos tópicos como a lidocaína.

Apoio psicossocial:

1. Aconselhamento e grupos de apoio:

> Aconselhamento psicológico para ajudar os doentes a lidar com o impacto emocional das alterações do paladar.

> Grupos de apoio onde os doentes podem partilhar experiências e estratégias para gerir a disgeusia.

2. Educação dos doentes:

> Educar os doentes sobre a natureza da disgeusia, os potenciais factores desencadeantes e os mecanismos de sobrevivência.

> Fornece dicas práticas para planear as refeições e manter uma nutrição adequada.

Reabilitação a longo prazo:

1. Acompanhamento regular:

> Avaliação contínua da função gustativa e do estado nutricional para ajustar os planos de tratamento conforme necessário.

> Colaboração entre oncologistas, nutricionistas e profissionais de saúde oral para prestar cuidados abrangentes.

2. Higiene oral:

> Manter uma excelente higiene oral para evitar infecções secundárias e outras complicações que podem afetar ainda mais o paladar.

3. Estratégias de adaptação:

> Encorajar estratégias de adaptação, como a utilização de

intensificadores de sabor, a exploração de novas receitas e a transformação da hora da refeição numa experiência positiva.

A disgeusia relacionada com a radioterapia é um efeito secundário complexo e difícil que tem uma grande influência negativa na qualidade de vida dos doentes. Os profissionais de saúde podem implementar medidas preventivas e terapêuticas eficazes se tiverem um conhecimento profundo das causas e dos mecanismos subjacentes. Os sintomas da disgeusia podem ser atenuados e os doentes podem continuar a viver melhor durante e após o tratamento do cancro, com o apoio de uma terapia e reabilitação abrangentes.

Capítulo 6: Osteoradionecrose da mandíbula

Após o tratamento com radiação para tumores da cabeça e do pescoço, pode desenvolver-se um efeito secundário grave e frequentemente incapacitante conhecido como osteoradionecrose (ORN) do maxilar. Para tratar adequadamente esta condição, este capítulo examinará a fisiopatologia e os factores de risco relacionados com a ORN, bem como as normas de diagnóstico, as técnicas preventivas e os tratamentos disponíveis.

Fisiopatologia e factores de risco

Fisiopatologia:

A osteorradionecrose é uma doença caracterizada pela necrose do tecido ósseo devido a danos induzidos por radiação. Os mecanismos fisiopatológicos envolvem uma combinação de factores:

1. Danos vasculares:
   - A radioterapia induz endarterite obliterante, levando à fibrose progressiva e à oclusão dos vasos sanguíneos.
   - A redução da irrigação sanguínea provoca hipoxia e uma diminuição do fornecimento de nutrientes, prejudicando a capacidade do osso para se reparar e manter.

2. Danos celulares directos:
   - A radiação provoca danos no ADN e apoptose nos osteócitos e osteoblastos, reduzindo a formação e a reparação óssea.
   - Os fibroblastos e as células endoteliais também são afectados, contribuindo para as alterações fibróticas e para a diminuição da capacidade de regeneração.

3. Disfunção imunitária:
   - A radiação altera o ambiente imunitário local, reduzindo a

capacidade de resposta a infecções e inflamações.

➢ A inflamação crónica danifica ainda mais o osso e os tecidos circundantes.

4. Tecido hipocelular, hipovascular e hipóxico:

➢ O efeito cumulativo da radiação é um ambiente de tecido que é pouco celular, pouco vascularizado e hipóxico, o que é prejudicial para a saúde óssea.

Factores de risco:

Vários factores aumentam o risco de desenvolver ORN:

1. Dose de radiação e campo:

➢ Doses de radiação mais elevadas (>60 Gy) e campos de radiação maiores aumentam o risco.
➢ A mandíbula é particularmente suscetível devido à sua estrutura óssea densa e ao fornecimento vascular limitado.

2. Extracções dentárias e traumatismos:

➢ Os procedimentos dentários, especialmente as extracções, podem precipitar a ORN se forem realizados após a radioterapia.
➢ Os traumas no maxilar, incluindo próteses mal ajustadas ou cirurgia oral, também podem desencadear ORN.

3. Má higiene oral e infeção:

➢ Problemas dentários pré-existentes e uma má higiene oral podem agravar o risco.
➢ As infecções na cavidade oral podem propagar-se ao osso irradiado, levando à necrose.

4. Factores relacionados com o doente:

➢ As comorbilidades como a diabetes, a desnutrição e a imunossupressão podem prejudicar a cicatrização.

➤ O tabagismo e o consumo de álcool são factores de risco significativos devido ao seu impacto negativo na saúde vascular e na função imunitária.

Critérios de diagnóstico

O diagnóstico da ORN envolve uma combinação de avaliação clínica e estudos imagiológicos:

1. Apresentação clínica:

   ➤ Os doentes apresentam normalmente dor persistente, inchaço e osso exposto na cavidade oral.
   ➤ As úlceras que não cicatrizam, as fístulas e as infecções secundárias são sinais comuns.
   ➤ Também podem estar presentes trismo (movimento restrito da mandíbula) e parestesia (dormência).

2. Estudos de imagem:

   ➤ Radiografia panorâmica: Imagem inicial para identificar alterações ósseas e áreas de necrose.
   ➤ Tomografia computorizada (TC) e TC de feixe cónico: Fornece imagens detalhadas da estrutura óssea, da extensão da necrose e do envolvimento de estruturas adjacentes.
   ➤ Ressonância magnética (MRI): Útil para avaliar o envolvimento dos tecidos moles e a extensão da fibrose.
   ➤ Cintigrafia óssea: Ajuda a avaliar o metabolismo ósseo e a diferenciar entre infeção ativa e necrose.

3. Exame histopatológico:

   ➤ Em casos incertos, pode ser necessária uma biópsia para confirmar o diagnóstico e excluir uma doença maligna.

Estratégias de prevenção

A prevenção da ORN é fundamental, dado o seu grave impacto

na qualidade de vida e a complexidade do tratamento:

1. Avaliação dentária pré-radiação:

   ➢ Avaliação dentária exaustiva e tratamento de quaisquer problemas dentários existentes antes da radioterapia.

   ➢ O ideal é que as extracções e os grandes trabalhos dentários sejam concluídos pelo menos duas semanas antes do início da radiação.

2. Manutenção da higiene oral:

   ➢ Os pacientes devem ser instruídos sobre práticas rigorosas de higiene oral, incluindo a escovagem regular, o uso do fio dental e a utilização de tratamentos com flúor.

   ➢ Os check-ups dentários regulares são essenciais para a deteção precoce e a gestão dos problemas dentários.

3. Técnicas de radiação:

   ➢ As técnicas avançadas de radiação, como a radioterapia de intensidade modulada (IMRT), podem minimizar a exposição do maxilar.

   ➢ Utilização de medidas de proteção como stents dentários para proteger a mandíbula durante a radiação.

4. Oxigenoterapia hiperbárica (HBOT):

   ➢ A OTH antes e depois de extracções dentárias ou cirurgia em doentes irradiados pode melhorar a cicatrização e reduzir o risco de ORN.

   ➢ A HBOT melhora a oxigenação, estimula a angiogénese e aumenta a formação de colagénio.

5. Intervenções farmacológicas:

   ➢ A utilização de pentoxifilina e tocoferol (vitamina E) tem-se mostrado promissora na redução da fibrose e na melhoria da saúde vascular.

➢ Profilaxia antimicrobiana para prevenir infecções em doentes de alto risco.

Opções de tratamento

O tratamento da ORN requer uma abordagem multidisciplinar adaptada à gravidade da doença:

1. Gestão conservadora:

➢ Higiene oral e anti-sépticos: Melhora os cuidados orais com Enxaguamento bucal com clorexidina para reduzir a carga bacteriana.

➢ Antibióticos: Antibióticos sistémicos para infecções secundárias, com base nos resultados da cultura e da sensibilidade.

➢ Analgésicos: Controlo da dor com analgésicos adequados, incluindo AINEs e opiáceos, se necessário.

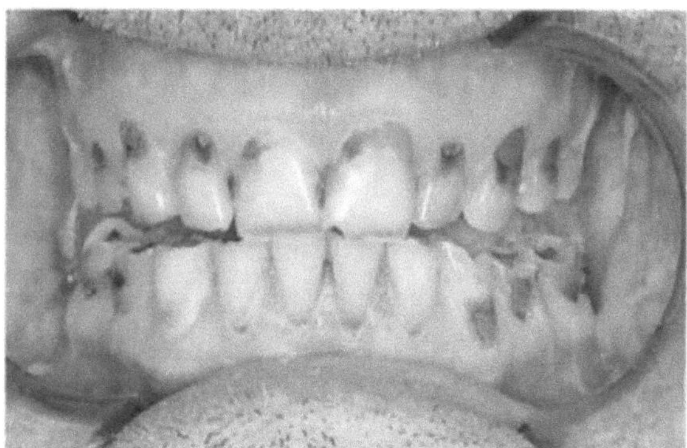

Figura 6: Cárie dentária pós-radioterapia

2. Oxigenoterapia hiperbárica (HBOT):

➢ A OTH é benéfica na ORN em fase inicial e como adjuvante da intervenção cirúrgica.

➢ Normalmente, envolve 20-30 sessões pré-cirúrgicas e 10-20 sessões pós-cirúrgicas.

3. Intervenção cirúrgica:

> Sequestrectomia: Remoção de fragmentos ósseos necróticos para evitar que se espalhem mais e facilitar a cicatrização.
> Cirurgia reconstrutiva: Os casos avançados podem exigir a ressecção parcial ou total da mandíbula, seguida de reconstrução com enxertos ósseos vascularizados (por exemplo, retalho de fíbula, crista ilíaca).
> Gestão de tecidos moles: Reparação de defeitos da mucosa e cobertura de osso exposto com retalhos ou enxertos locais.

4. Terapia farmacológica:

> Pentoxifilina e Tocoferol: Utilizados em combinação para reduzir a fibrose e melhorar os resultados em doentes com ORN.
> Bisfosfonatos e Denosumab: Geralmente evitados devido à sua associação com osteonecrose do maxilar relacionada com medicamentos (MRONJ).

5. Terapias emergentes:

> Medicina regenerativa: Investigação em terapia com células estaminais e factores de crescimento para melhorar a regeneração óssea.
> Terapia laser de baixo nível (LLLT): Potenciais benefícios na promoção da cura e na redução da dor e da inflamação.

A osteorradionecrose dos maxilares é uma doença difícil para a qual é necessária uma compreensão completa da sua patogénese, factores de risco e padrões de diagnóstico. O tratamento efetivo da ORN requer uma abordagem multidisciplinar, e as iniciativas de prevenção são cruciais para reduzir a sua incidência. Novos tratamentos, intervenções farmacêuticas e procedimentos de radiação têm o potencial de melhorar o prognóstico de indivíduos com esta doença incapacitante.

Capítulo 7: Cáries dentárias induzidas por radiação

Um efeito colateral importante do tratamento com radiação para tumores de cabeça e pescoço que às vezes é desconsiderado é a cárie dentária induzida por radiação. Com ênfase na função do flúor e de outros agentes preventivos, este capítulo oferece uma revisão completa da fisiopatologia, terapia e prevenção da cárie dentária induzida por radiação.

Patogénese

Alterações na saliva induzidas pela radiação:

Um dos principais factores que contribuem para a cárie dentária induzida por radiação é o efeito prejudicial da radiação nas glândulas salivares. A patogénese envolve várias alterações fundamentais:

1. Redução do fluxo salivar (xerostomia):
   - A radiação provoca danos nas células acinares das glândulas salivares, levando a uma redução significativa da produção de saliva.
   - A xerostomia diminui a capacidade tampão da saliva, aumentando o risco de ambientes ácidos que favorecem o desenvolvimento de cáries.

2. Alteração da composição da saliva:
   - A composição da saliva altera-se após a radiação, com uma redução de componentes essenciais como o cálcio, o fosfato e várias proteínas antimicrobianas (por exemplo, lactoferrina, lisozima).
   - Estas alterações prejudicam o processo de remineralização e a defesa antimicrobiana natural, promovendo a cárie dentária.

3. Alterações na microflora oral:

> A redução do fluxo salivar e a alteração do ambiente oral levam a mudanças na microflora oral.

> Verifica-se um aumento de bactérias cariogénicas, como Streptococcus mutans e espécies de Lactobacillus, que produzem ácidos que desmineralizam o esmalte dos dentes.

Efeitos directos nos tecidos duros dentários:

A radiação pode ter efeitos prejudiciais directos nos dentes:

1. Danos no esmalte e na dentina:

> A radiação afecta a estrutura cristalina do esmalte, tornando-o mais suscetível à desmineralização.

> A matriz orgânica da dentina fica comprometida, enfraquecendo a estrutura do dente e aumentando o risco de cárie.

2. Alterações pulpares:

> A polpa dentária pode sofrer fibrose e redução da celularidade, diminuindo a capacidade de resposta do dente às lesões cariosas.

Alterações comportamentais e alimentares:

Os doentes submetidos a radioterapia podem sofrer alterações nos seus hábitos alimentares devido à alteração da perceção do paladar (disgeusia) e à mucosite:

1. Aumento da ingestão de alimentos macios e açucarados:

> Os doentes preferem frequentemente alimentos macios e açucarados que são mais fáceis de comer mas mais cariogénicos.

> Esta mudança na dieta aumenta o risco de cáries dentárias.

2. Diminui a higiene oral:

➢ A dor e o desconforto orais provocados pela mucosite e por outras condições induzidas pela radiação podem levar a práticas de higiene oral inadequadas, agravando ainda mais o risco de cáries.

Prevenção e gestão

A cárie dentária induzida por radiação deve ser prevenida e gerida utilizando uma estratégia multimodal que inclui a educação do paciente, uma higiene oral rigorosa e a aplicação de vários medicamentos preventivos.

Estratégias de prevenção:

1. Avaliação dentária pré-radiação:
   ➢ Avaliação dentária exaustiva antes de iniciar a radioterapia para identificar e resolver problemas dentários existentes.
   ➢ Extracções profilácticas de dentes não restauráveis e limpeza completa para reduzir a carga bacteriana.

2. Educação dos doentes:
   ➢ Educar os doentes sobre a importância de manter a higiene oral durante e após a radioterapia.
   ➢ Instruções sobre a utilização de escovas de dentes de cerdas macias, pasta dentífrica com flúor e auxiliares de limpeza interdentária.

3. Modificações na dieta:
   ➢ Aconselha os doentes a evitar alimentos e bebidas açucarados e ácidos.
   ➢ Incentiva uma dieta equilibrada rica em vitaminas e minerais para apoiar a saúde oral.

Práticas de higiene oral:

1. Escova regularmente e usa fio dental:

➢ Escova os dentes pelo menos duas vezes por dia com pasta dentífrica com flúor.

      ➢ Usa o fio dentário ou um dispositivo de limpeza interdental para remover a placa bacteriana entre os dentes.

2. Utilização de colutórios antimicrobianos:

      ➢ O colutório com clorexidina pode reduzir a carga microbiana e ajudar a prevenir as cáries.

      ➢ A utilização regular deve ser equilibrada com a monitorização de potenciais efeitos secundários, como manchas e alteração do sabor.

O papel do flúor e de outros agentes preventivos:

1. Aplicações tópicas de flúor:

      ➢ O flúor é uma pedra angular na prevenção de cáries dentárias induzidas por radiação devido à sua capacidade de aumentar a remineralização e inibir a desmineralização.

      ➢ Vernizes fluoretados: Os vernizes de flúor aplicados profissionalmente fornecem uma elevada concentração de flúor diretamente aos dentes.

      ➢ Géis de flúor e elixires bucais: A utilização diária de géis fluoretados e de elixires bucais pode ajudar a manter um nível protetor de flúor no ambiente oral.

2. Pasta de dentes com flúor:

      ➢ As pastas dentífricas com elevado teor de flúor (5000 ppm) devem ser prescritas a doentes com elevado risco de cáries dentárias.

      ➢ A utilização regular fortalece o esmalte e ajuda a prevenir lesões cariosas.

3. Substitutos de saliva e estimulantes:

      ➢ Os substitutos da saliva podem ajudar a manter a humidade oral e fornecer algumas das funções protectoras da saliva natural.

➢ Os sialogogos como a pilocarpina e a cevimelina podem estimular a função das glândulas salivares residuais e melhorar o fluxo salivar.

4. Produtos de fosfato de cálcio:

➢ Os produtos que contêm fosfopeptídeo de caseína - fosfato de cálcio amorfo (CPP-ACP) podem ajudar no processo de remineralização.
➢ Estes agentes ajudam a repor os iões de cálcio e de fosfato, essenciais para a reparação do esmalte.

Monitorização e intervenção precoce:

1. Faz check-ups dentários regulares:
➢ Visitas frequentes ao dentista (a cada 3-6 meses) para monitorizar os primeiros sinais de cáries dentárias e outros problemas de saúde oral.
➢ As limpezas profissionais e os tratamentos com flúor durante estas visitas podem ajudar a prevenir a progressão das cáries.

2. Tratamento precoce de lesões cariosas:
➢ Restaura imediatamente as lesões cariosas precoces para evitar a sua progressão e complicações.
➢ Técnicas minimamente invasivas, como a infiltração de resina, podem ser eficazes para lesões precoces do esmalte.

Opções avançadas de tratamento:

1. Dentisteria de restauração:
➢ As resinas compostas, os cimentos de ionómero de vidro e outros materiais de restauração são utilizados para reparar dentes cariados.
➢ A escolha de materiais que libertem flúor pode proporcionar uma proteção adicional contra futuras cáries.

2. Terapia endodôntica:

➢ O tratamento do canal radicular pode ser necessário para dentes com cáries extensas que afectam a polpa.

➢ A preservação da estrutura natural do dente é preferível à extração sempre que possível.

3. Soluções de prótese dentária:

➢ Nos casos em que os dentes não podem ser preservados, as opções protéticas, como coroas, pontes e próteses, podem restaurar a função e a estética.

➢ As próteses personalizadas devem ser concebidas de modo a evitar a irritação e o traumatismo dos tecidos irradiados.

A cárie dentária induzida pela radiação é uma das principais preocupações dos indivíduos que recebem radioterapia na cabeça e no pescoço. Para mitigar este problema, é vital compreender a fisiopatologia e executar técnicas eficazes de prevenção e cuidados. A fim de preservar a saúde dentária e evitar a cárie dentária neste grupo de doentes susceptíveis, o flúor e outros tratamentos preventivos são essenciais. Para melhorar a qualidade de vida e os resultados destes doentes, são necessárias práticas de higiene oral completas, educação dos doentes e exames dentários de rotina.

Capítulo 8: Necrose e fibrose dos tecidos moles

A radioterapia pode causar efeitos secundários graves, como a necrose e a fibrose dos tecidos moles, especialmente no tratamento de tumores da cabeça e do pescoço. Estas doenças são provocadas pelas interacções intrincadas entre os danos celulares e tecidulares induzidos pela radiação, a hipoxia e a fibrose, que culminam numa inflamação persistente. Este capítulo examina a apresentação clínica, as causas da fibrose e as abordagens terapêuticas para a necrose e a fibrose dos tecidos moles induzidas pela radiação.

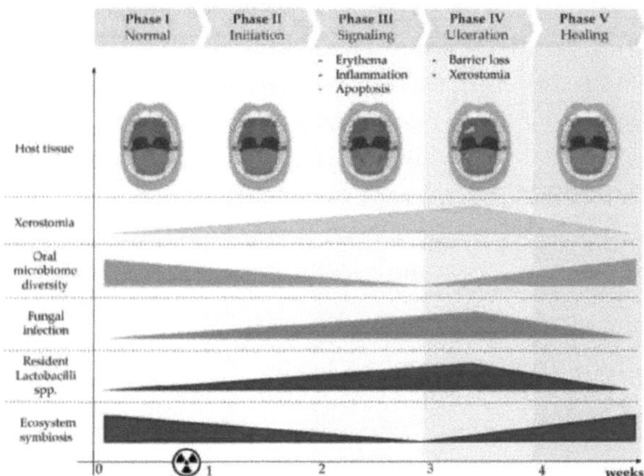

Figura 7: A radioterapia (RT) induziu múltiplos efeitos secundários durante as fases de mucosite oral (MO).

Apresentação clínica

Necrose dos tecidos moles:

A necrose dos tecidos moles apresenta uma série de sintomas, dependendo da localização e da extensão do dano tecidular. As características clínicas comuns incluem:

1. Dor e desconforto:

> Dor persistente na zona afetada, que pode ser grave e debilitante.

> A dor pode ser exacerbada pelo movimento, palpação ou infecções secundárias.

2. Ulceração e feridas que não cicatrizam:

> Desenvolvimento de úlceras que não cicatrizam nos tecidos irradiados.

> Estas úlceras têm frequentemente uma base necrótica com estruturas subjacentes expostas.

3. Infeção:

> Aumento da suscetibilidade a infecções secundárias devido ao comprometimento da resposta imunitária local.

> Os sinais de infeção incluem eritema, inchaço e secreção purulenta.

4. Deficiência funcional:

> Dependendo da localização, os doentes podem ter dificuldades em engolir (disfagia), falar (disfonia) ou respirar.

> O trismo (restrição da abertura da boca) é uma complicação comum na região da cabeça e do pescoço.

Fibrose:

A fibrose induzida pela radiação manifesta-se através de uma variedade de sinais clínicos, que podem afetar significativamente a qualidade de vida do doente:

1. Rigidez e endurecimento dos tecidos:

> Os tecidos afectados tornam-se firmes e endurecidos devido à deposição excessiva de colagénio e de outros componentes da matriz extracelular.

> Isto pode levar a uma redução da elasticidade e da mobilidade

dos tecidos.

2. Limitações funcionais:

> A fibrose pode causar uma série de deficiências funcionais, incluindo a restrição dos movimentos da mandíbula, do pescoço e dos ombros.
> Os doentes podem ter dificuldade em realizar actividades diárias devido à perda de flexibilidade dos tecidos.

3. Alterações estéticas:

> Alterações visíveis na aparência da área afetada, tais como endurecimento, espessamento e deformação da pele.
> Estas alterações podem ter um impacto psicológico significativo nos doentes.

4. Complicações tardias:

> A fibrose pode continuar a progredir meses ou mesmo anos após a conclusão da radioterapia, levando a um atraso no início dos sintomas.

Mecanismos de fibrose

A patogénese da fibrose induzida pela radiação envolve uma cascata complexa de eventos moleculares e celulares:

1. Danos no ADN induzidos pela radiação:

> A radiação provoca danos directos no ADN das células no campo irradiado, levando à morte celular e à senescência.
> As células danificadas libertam sinais de perigo que activam as vias inflamatórias.

2. Inflamação crónica:

> A lesão inicial por radiação desencadeia uma resposta inflamatória caracterizada pela infiltração de células imunitárias, como macrófagos, neutrófilos e linfócitos.

➢ A inflamação persistente leva à libertação de citocinas pró-inflamatórias (por exemplo, TGF-β, IL-1, TNF-α) e de factores de crescimento que perpetuam o processo inflamatório.

3. Ativação e diferenciação de fibroblastos:

➢ Os fibroblastos, as células primárias responsáveis pela produção de colagénio, são activados e transformados em miofibroblastos sob a influência do TGF-β.

➢ Os miofibroblastos apresentam propriedades contrácteis melhoradas e produzem grandes quantidades de colagénio e outros componentes da matriz extracelular.

4. Remodelação da matriz extracelular:

➢ Verifica-se uma deposição excessiva de colagénio, fibronectina e outras proteínas matriciais nos tecidos afectados.

➢ O desequilíbrio entre as metaloproteinases da matriz (MMPs) e os seus inibidores tecidulares (TIMPs) leva à redução da degradação da matriz e ao aumento da fibrose.

5. Hipóxia e danos vasculares:

➢ A lesão dos vasos sanguíneos induzida pela radiação resulta na redução do fluxo sanguíneo e na hipoxia dos tecidos.

➢ A hipóxia estimula ainda mais a ativação dos fibroblastos e a síntese de colagénio, contribuindo para o processo fibrótico.

6. Transição Epitelial-Mesenquimal (EMT):

➢ A radiação pode induzir a EMT, um processo em que as células epiteliais adquirem características mesenquimatosas e contribuem para a fibrose.

➢ A EMT é impulsionada por vias de sinalização como o TGF-β, Wnt e Notch.

Modalidades de tratamento

O tratamento eficaz da necrose e da fibrose dos tecidos moles induzidas pela radiação requer uma abordagem multidisciplinar que combine intervenções farmacológicas, físicas e cirúrgicas:

Tratamentos farmacológicos:

1. Agentes anti-inflamatórios:

   ➢ Os anti-inflamatórios não esteróides (AINEs) e os corticosteróides podem ajudar a reduzir a inflamação e a dor.
   ➢ A utilização a longo prazo requer um controlo cuidadoso dos efeitos secundários.

2. Agentes antifibróticos:

   ➢ A pentoxifilina e o tocoferol (vitamina E) são normalmente utilizados para atenuar a fibrose. Estes agentes trabalham em sinergia para melhorar a microcirculação e reduzir o stress oxidativo.
   ➢ Os ensaios clínicos demonstraram que a combinação de pentoxifilina, tocoferol e clodronato (PENTOCLO) pode ser eficaz no tratamento da fibrose induzida pela radiação.

3. Inibidores da enzima de conversão da angiotensina (ACE):

   > Os inibidores da ECA, como o enalapril, têm-se mostrado promissores na redução da fibrose induzida pela radiação, modulando o sistema renina-angiotensina e reduzindo a sinalização do TGF-β.

4. Imunomoduladores:

   ➢ Agentes como a talidomida e a lenalidomida, que têm propriedades anti-inflamatórias e anti-fibróticas, estão a ser investigados quanto ao seu potencial no tratamento da fibrose por radiação.

Fisioterapia e Reabilitação:

1. Fisioterapia:

   ➢ A fisioterapia regular pode ajudar a manter a flexibilidade dos tecidos, reduzir a rigidez e melhorar os resultados funcionais.

   ➢ As técnicas incluem exercícios de alongamento, massagem e drenagem linfática manual.

2. Terapia laser:

   ➢ A terapia laser de baixa intensidade (LLLT) tem demonstrado reduzir a dor, a inflamação e a fibrose. Promove a cicatrização e a regeneração dos tecidos.

3. Oxigenoterapia hiperbárica (HBOT):

   ➢ A HBOT consiste em respirar 100% de oxigénio a uma pressão atmosférica elevada, o que aumenta o fornecimento de oxigénio aos tecidos hipóxicos e promove a cura.

   ➢ A OTH é particularmente benéfica no tratamento da necrose dos tecidos moles e das feridas que não cicatrizam.

Intervenções cirúrgicas:

1. Desbridamento e excisão:

   ➢ Pode ser necessária a remoção cirúrgica do tecido necrótico para controlar a infeção e promover a cicatrização.

   ➢ O desbridamento extensivo deve ser seguido de um tratamento adequado da ferida para evitar a recorrência.

2. Cirurgia reconstrutiva:

   ➢ Em casos de perda grave de tecido ou deformidade, a cirurgia reconstrutiva com enxertos ou retalhos pode restaurar a função e a estética.

   ➢ Os retalhos livres microvasculares, como os retalhos do perónio ou do antebraço radial, são frequentemente utilizados para a reconstrução.

3. Cirurgia a laser:

   > A cirurgia a laser de dióxido de carbono (CO_2) pode ser utilizada para excisar tecido fibrótico com danos mínimos no tecido saudável circundante.
   > A terapia laser também é útil para controlar o trismo e melhorar a abertura da boca.

Os efeitos secundários da radioterapia, como a necrose e a fibrose dos tecidos moles, são complicados e difíceis de tratar; é necessária uma compreensão completa da sua etiologia e manifestação clínica. A fisioterapia, os procedimentos cirúrgicos e as terapias farmacêuticas fazem todos parte de uma estratégia de gestão eficaz. Estão a ser desenvolvidos novos métodos terapêuticos em resposta à nossa crescente compreensão dos mecanismos moleculares subjacentes à fibrose, o que dá esperança às pessoas que sofrem destas doenças graves.

Capítulo 9: Trismo (restrição da abertura da boca)

O trismo, caracterizado por um reflexo de abertura da boca limitado, é um efeito secundário frequente e gravemente incapacitante do tratamento com radiação para tumores da cabeça e do pescoço. Este capítulo explora a etiologia e as consequências do trismo, além da gama de opções de exercícios não cirúrgicos, cirúrgicos e terapêuticos para o tratamento desse problema.

Causas e impacto

Causas do Trismo:

1. Fibrose induzida por radiação:
   - A radioterapia provoca fibrose dos músculos da mastigação (por exemplo, músculos masseter, temporal e pterigoide) e dos tecidos conjuntivos circundantes.
   - As alterações fibróticas levam à rigidez e à redução da elasticidade, prejudicando a amplitude de movimento normal da mandíbula.

2. Respostas inflamatórias:
   - As reacções inflamatórias agudas durante e imediatamente após a radioterapia podem causar edema e dor, restringindo a abertura da boca.
   - A inflamação crónica contribui para as alterações fibróticas a longo prazo e para a contratura muscular.

3. Danos na articulação temporomandibular (ATM):
   - A radiação pode danificar as estruturas da ATM, provocando disfunção articular e limitação da abertura da boca.
   - A osteoradionecrose da mandíbula também pode envolver a ATM, agravando ainda mais o trismo.

4. Intervenções cirúrgicas:

➢ Os procedimentos cirúrgicos para ressecção de tumores na região da cabeça e pescoço podem envolver ou lesar os músculos da mastigação e a ATM, levando ao trismo pós-operatório.

➢ A formação de tecido cicatricial após a cirurgia pode restringir o movimento do maxilar.

5. Envolvimento do tumor:

➢ Os tumores primários ou metástases nos músculos da mandíbula, na ATM ou em estruturas adjacentes podem causar diretamente o trismo.

Impacto do Trismo:

1. Deficiências funcionais:

➢ Dificuldade em comer, mastigar e engolir, levando a deficiências nutricionais e perda de peso.

➢ Fala e comunica com dificuldade devido à restrição dos movimentos da boca.

➢ Dificuldade em manter a higiene oral, aumentando o risco de cáries dentárias e doenças periodontais.

2. Qualidade de vida:

➢ Dor crónica e desconforto associados ao movimento dos maxilares.

➢ Sofrimento psicológico e redução das interacções sociais devido a limitações funcionais e preocupações estéticas.

➢ Redução da qualidade de vida global devido ao impacto agravado nas actividades diárias e nas interacções sociais.

3. Complicações médicas e dentárias:

➢ Aumento do risco de aspiração devido à dificuldade em engolir.

➢ Desafios nos procedimentos dentários e cuidados dentários regulares.

➢ Potencial para infecções secundárias devido a uma higiene oral comprometida.

Exercícios e intervenções terapêuticas

Exercícios terapêuticos:

1. Exercícios de alongamento do maxilar:

   ➢ Exercícios regulares de alongamento para manter ou melhorar a amplitude de movimento do maxilar.
   ➢ Exemplos incluem abrir a boca o mais possível, manter o alongamento e depois relaxar. Repete várias vezes por dia.

2. Alongamento manual:

   ➢ Alongamento assistido utilizando os dedos para empurrar suavemente o maxilar para fora da amplitude de movimento ativa.
   ➢ A prática consistente pode ajudar a aumentar a abertura máxima ao longo do tempo.

3. Utilização de Therabite ou dispositivos semelhantes:

   ➢ Dispositivos concebidos para ajudar no alongamento passivo do maxilar.
   ➢ O sistema Therabite permite um alongamento controlado e progressivo, ajudando a melhorar a mobilidade.

4. Exercícios de abertura resistida:

   ➢ Exercícios que envolvem a abertura da boca contra resistência para fortalecer os músculos da mastigação.
   ➢ A utilização de um objeto macio, como um elástico ou uma banda de resistência, pode proporcionar a resistência necessária.

Intervenções não cirúrgicas:

1. Fisioterapia:

   ➢ Um fisioterapeuta especializado pode desenvolver um regime de exercícios adaptado para tratar o trismo.

➢ Técnicas como a libertação miofascial, a massagem e a terapia de ultra-sons podem reduzir a tensão muscular e melhorar a flexibilidade.

2. Tratamentos farmacológicos:

➢ Relaxantes musculares e medicamentos anti-inflamatórios para reduzir o espasmo muscular e a inflamação.

➢ As injecções de toxina botulínica (Botox) nos músculos da mastigação podem reduzir a espasticidade e melhorar a abertura da boca.

3. Terapia laser de baixa intensidade (LLLT):

➢ A LLLT pode reduzir a dor, a inflamação e a fibrose, facilitando a mobilidade dos maxilares.

➢ São necessárias sessões regulares para obter resultados óptimos.

4. Oxigenoterapia hiperbárica (HBOT):

➢ A OTH aumenta a oxigenação dos tecidos, promovendo a cicatrização e reduzindo a fibrose.

➢ Particularmente útil em casos de osteoradionecrose e fibrose grave.

Mucositis Grading Scales				
	Grade 1	Grade 2	Grade 3	Grade 4
WHO	Soreness with erythema	Erythema, ulcers, can eat solids	Ulcers, liquid diet only	Alimentation not possible
RTOG	Erythema of mucosa	Patchy reaction <1.5 cm, non-contiguous	Confluent reaction >1.5 cm, contiguous	Necrosis or deep ulceration, bleeding
CTCAE (NCI)	Painless ulcers, erythema, mild	Painful erythema, edema, or ulcers but can eat/swallow	Painful erythema, edema, or ulcers requiring IV hydration	Severe ulcers, req PEG/TPN, opx intubation

Figura 8: Complicações orais da radioterapia

Tratamentos cirúrgicos:

1. Coronoidectomia:

    ➤ Remoção cirúrgica do processo coronoide da mandíbula para libertar as ligações musculares e melhorar a abertura da boca.

    ➤ É frequentemente considerada nos casos em que os tratamentos conservadores falham.

2. Miotomia:

    ➤ Corte cirúrgico dos músculos fibrosos ou hipertróficos para aliviar a tensão e melhorar a mobilidade.

    ➤ Normalmente, é efectuada nos músculos masseter ou pterigóideo medial.

3. Substituição ou reconstrução de articulações:

    ➤ Em casos de lesões graves da ATM, pode ser necessária uma reconstrução cirúrgica ou uma substituição da articulação.

    ➤ Procedimentos como a artroplastia da ATM podem restaurar a função da articulação e aliviar o trismo.

4. Reconstrução com retalho livre:

    ➤ No caso de lesões extensas dos tecidos moles, a cirurgia reconstrutiva com retalhos livres (por exemplo, retalho radial do antebraço, retalho anterolateral da coxa) pode restaurar a função e a aparência.

➢ As técnicas microvasculares garantem um fornecimento adequado de sangue aos tecidos transplantados, promovendo a cicatrização e a funcionalidade.

A radioterapia para tumores da cabeça e do pescoço pode causar trismo, um efeito secundário difícil que reduz gravemente a capacidade funcional e a qualidade de vida do doente. Para uma gestão eficaz, é necessária uma estratégia abrangente que inclua exercícios terapêuticos, procedimentos não cirúrgicos e, em circunstâncias extremas, tratamentos cirúrgicos. É necessária uma intervenção precoce, a educação do doente e um acompanhamento regular para diminuir as consequências do trismo e melhorar os resultados do doente.

Capítulo 10: Gestão nutricional

A radioterapia para tumores da cabeça e do pescoço causa frequentemente uma variedade de efeitos secundários orais que têm uma grande influência na capacidade do doente para consumir alimentos suficientes. Este capítulo aborda a forma como estes problemas afectam a nutrição, os ajustes dietéticos e os mecanismos de resposta, bem como várias terapias nutricionais e suplementos que podem ajudar os doentes a gerir estas dificuldades.

Impacto das complicações orais na nutrição

1. Mucosite oral:
   - Dor e desconforto: A mucosite oral causa dor intensa e ulceração na cavidade oral, dificultando a mastigação e a deglutição.
   - Restrições alimentares: Os doentes evitam frequentemente alimentos duros, picantes e ácidos que exacerbam a dor, o que leva a uma dieta limitada que pode carecer de nutrientes essenciais.

2. Xerostomia (boca seca):
   - Reduz a produção de saliva**: A saliva é essencial para a lubrificação, digestão e saúde oral. A xerostomia leva a dificuldades em mastigar e engolir alimentos secos.
   - Alterações do paladar: A boca seca pode alterar as sensações gustativas, tornando os alimentos menos apelativos e reduzindo a ingestão global.

3. Disgeusia (alterações do paladar):
   - Alteração da perceção do paladar: A radioterapia pode alterar a perceção do paladar, levando a um sabor metálico ou amargo. Isto pode diminuir o apetite e o gosto pela comida.

➤ Deficiências nutricionais: A redução da ingestão de alimentos nutritivos devido à alteração do paladar pode levar a carências de vitaminas e minerais essenciais.

4. Trismo (restrição da abertura da boca):

➤ Limita a abertura da boca: O trismo restringe a capacidade de abrir totalmente a boca, dificultando a ingestão de alimentos maiores e afectando a higiene oral.

➤ Modificação da dieta: Os doentes podem ter de recorrer a alimentos moles ou em puré, que podem não fornecer uma nutrição adequada se não forem cuidadosamente planeados.

5. Osteoradionecrose:

➤ Exposição óssea e dor: A exposição do osso necrótico e a dor associada podem prejudicar significativamente a capacidade de comer e manter a nutrição.

➤ Risco de infeção: O aumento do risco de infeção pode levar a sintomas sistémicos que reduzem ainda mais o apetite e a ingestão.

Modificações dietéticas e apoio

1. Dietas suaves e húmidas:

➤ Modificação da textura: A transição para alimentos macios, húmidos e fáceis de engolir pode ajudar a gerir a dor e as dificuldades de deglutição. Recomenda-se a ingestão de alimentos como ovos mexidos, puré de batata e sopas.

➤ Evita os irritantes: Evitar alimentos picantes, ácidos e com textura áspera pode reduzir a irritação e o desconforto.

2. Alimentos com elevado teor calórico e proteico:

➤ Densidade de nutrientes: Dar ênfase a alimentos com elevado teor calórico e proteico ajuda a manter o peso e a massa muscular. Os exemplos incluem batidos, smoothies e suplementos nutricionais.

> Faz pequenas refeições frequentes: Comer refeições pequenas e frequentes pode ajudar a gerir a ingestão limitada devido à dor e ao desconforto.

3. Hidratação e substitutos da saliva:

> Manter a hidratação: É essencial assegurar uma ingestão adequada de líquidos, especialmente para os doentes com xerostomia. Beber água ao longo do dia e utilizar substitutos de saliva pode ajudar.

> Alimentos que estimulam a saliva: Mastigar pastilhas elásticas sem açúcar ou chupar rebuçados sem açúcar pode estimular a produção de saliva e melhorar a humidade oral.

4. Melhora o sabor:

> Modificações de sabor: Adicionar intensificadores de sabor como ervas, especiarias e marinadas pode tornar a comida mais saborosa para quem sofre de disgeusia.

> Variações de textura e temperatura: Experimentar diferentes texturas e temperaturas pode ajudar-te a encontrar opções alimentares mais agradáveis.

5. Orientação profissional:

> Consulta com um nutricionista: Trabalhar com um dietista registado especializado em oncologia pode fornecer aconselhamento dietético personalizado e garantir a adequação nutricional.

> Aconselhamento nutricional: O aconselhamento nutricional contínuo ajuda a responder à evolução das necessidades e complicações, promovendo uma melhor gestão da saúde oral e da nutrição.

Suplementos nutricionais e intervenções

1. Suplementos nutricionais orais:

   ➢ Suplementos comerciais: Produtos como Ensure, Boost e Glucerna oferecem uma nutrição equilibrada numa forma líquida facilmente consumível. São especialmente úteis para os doentes que têm dificuldade em comer alimentos sólidos.

   ➢ Batidos personalizados: Os batidos nutricionais caseiros feitos com uma mistura de frutas, vegetais, proteínas e gorduras saudáveis podem ser adaptados às preferências e necessidades nutricionais do doente.

2. Nutrição Enteral:

   ➢ Alimentação por sonda: Em casos graves em que a ingestão oral é inadequada, pode ser necessária uma nutrição entérica através de uma sonda de alimentação. As sondas nasogástricas, de gastrostomia ou de jejunostomia podem fornecer uma nutrição completa.

   ➢ Monitorização e ajustamento: A monitorização regular por profissionais de saúde garante que a fórmula nutricional satisfaz as necessidades do doente e que são feitos os ajustes necessários.

3. Intervenções farmacológicas:

   ➢ Estimulantes do apetite: Medicamentos como o acetato de megestrol e os corticosteróides podem estimular o apetite e melhorar a ingestão de alimentos.

   ➢ Controlo da dor: O controlo eficaz da dor com analgésicos, anestésicos tópicos e medicamentos anti-inflamatórios pode melhorar significativamente a capacidade de comer.

4. Terapias complementares:

   ➢ Abordagens alternativas: Técnicas como a acupunctura, a

acupressão e a terapia de relaxamento podem ajudar a gerir sintomas como a dor e a boca seca, melhorando o bem-estar geral e a ingestão nutricional.

> Suplementos de vitaminas e minerais: Assegurar a ingestão adequada de vitaminas e minerais através de suplementos pode prevenir deficiências, especialmente em doentes com dietas restritas.

5. Terapia da deglutição:

> Terapia da fala e da deglutição: Um patologista da fala pode fornecer exercícios e estratégias para melhorar a função da deglutição e reduzir o risco de aspiração.

> Auxiliares de deglutição: Os espessantes e outros auxiliares podem tornar a deglutição mais fácil e segura para os doentes com disfagia.

É necessária uma terapia dietética individualizada e abrangente para os doentes com problemas orais induzidos pela radiação. É essencial abordar as necessidades dietéticas únicas apresentadas por doenças como a xerostomia, a mucosite, a disgeusia, o trismo e a osteoradionecrose, de modo a preservar a saúde geral e a qualidade de vida. Os doentes podem melhorar os seus resultados nutricionais e a sua capacidade de gerir os efeitos secundários da radioterapia combinando alterações alimentares, suplementos nutricionais, assistência especializada e terapias complementares.

Capítulo 11: Impacto psicológico e qualidade de vida

As dificuldades orais causadas pela radiação têm um impacto psicológico significativo, para além do físico, nos doentes. Estes problemas podem provocar alterações significativas na qualidade de vida, incluindo a saúde emocional, as interacções sociais e o funcionamento diário. Este capítulo examina a forma como estes problemas orais afectam psicologicamente os doentes, como medir a qualidade de vida e como proporcionar aos doentes que recebem tratamento por radiação para tumores da cabeça e do pescoço redes de apoio e mecanismos úteis para lidar com eles.

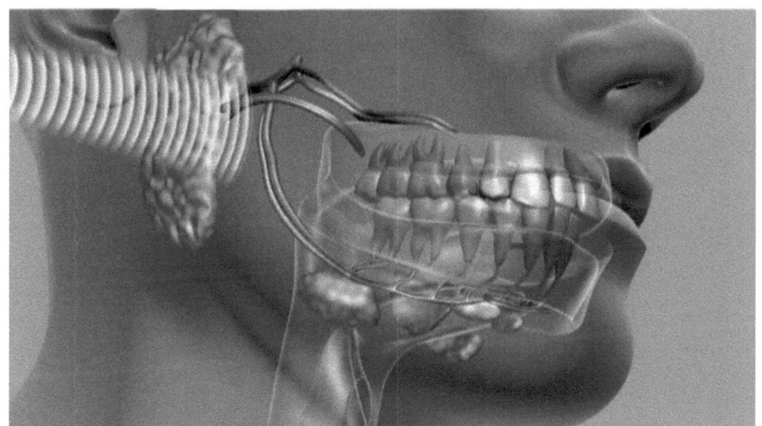

Figura 9: Oral Pré-Radiação

Consequências psicológicas das complicações orais

1. Sofrimento emocional:

> Ansiedade e depressão: A dor, o desconforto e as limitações funcionais causadas por complicações orais levam frequentemente à ansiedade e à depressão. Os pacientes podem preocupar-se com a sua capacidade de comer, falar e

participar em actividades sociais.

> Medo de recorrência: O risco de recorrência e o potencial para complicações a longo prazo podem criar medo e incerteza permanentes, exacerbando o stress e os problemas de saúde mental.

2. Isolamento social:

> Dificuldades de comunicação: Doenças como o trismo, a mucosite e a xerostomia podem afetar a fala, tornando a comunicação difícil e levando ao afastamento social.

> Autoconsciência: As alterações na aparência, tais como a perda de peso ou a desfiguração facial devido ao tratamento, podem fazer com que os doentes se sintam inseguros e relutantes em participar em actividades sociais.

3. Diminui a autoestima:

> Problemas de imagem corporal: As alterações físicas resultantes da radioterapia, incluindo as complicações orais, podem ter um impacto negativo na imagem corporal e na autoestima.

> Perceção do estigma: Os doentes podem sentir-se estigmatizados devido aos seus sintomas visíveis e aos efeitos secundários do tratamento, o que afecta a sua autoestima e confiança.

4. Impacto nas relações:

> Pressão sobre as relações pessoais: O fardo físico e emocional de lidar com complicações orais pode afetar as relações com a família, amigos e parceiros.

> Stress do prestador de cuidados: As exigências impostas aos prestadores de cuidados podem levar ao seu próprio sofrimento emocional, afectando a dinâmica das relações

entre doentes e prestadores de cuidados.

Avaliações da qualidade de vida

1. Medir a qualidade de vida:

   ➢ Instrumentos gerais: Instrumentos como o SF-36 (Short Form Health Survey) e o EQ-5D (EuroQol-5 Dimensions) avaliam a qualidade de vida geral e podem proporcionar uma compreensão alargada do bem-estar de um doente.
   ➢ Ferramentas específicas para o cancro: Instrumentos como o EORTC QLQ-C30 (European Organization for Research and Treatment of Cancer Quality of Life Questionnaire) e o FACT-H&N (Functional Assessment of Cancer Therapy - Head and Neck) foram concebidos para avaliar a qualidade de vida dos doentes com cancro, centrando-se em questões relevantes para a sua doença.

2. Qualidade de vida relacionada com a saúde oral:
   ➢ OHIP (Oral Health Impact Profile): Este questionário mede especificamente o impacto social dos problemas de saúde oral, incluindo os resultados funcionais e psicológicos.
   ➢ UW-QOL (Questionário de Qualidade de Vida da Universidade de Washington): Esta ferramenta foi concebida para os doentes com cancro da cabeça e do pescoço, avaliando uma vasta gama de questões, desde a dor e as dificuldades de deglutição até ao bem-estar emocional e à função social.

3. Avaliações psicológicas:
   ➢ HADS (Escala Hospitalar de Ansiedade e Depressão): Esta ferramenta é normalmente utilizada para identificar os níveis de ansiedade e depressão em doentes com problemas de saúde física, incluindo o cancro.

➢ PHQ-9 (Patient Health Questionnaire-9): Uma medida amplamente utilizada para avaliar a gravidade da depressão.

Estratégias de enfrentamento e sistemas de apoio

1. Intervenções psicológicas:

   ➢ Aconselhamento e psicoterapia: Sessões regulares com um Um psicólogo ou um conselheiro pode ajudar os doentes a processar as suas emoções, a desenvolver mecanismos de sobrevivência e a lidar com a ansiedade e a depressão.
   ➢ Terapia cognitivo-comportamental (TCC): A TCC ajuda os doentes a reformular os pensamentos negativos, a gerir o stress e a melhorar a sua resistência emocional.

2. Grupos de apoio:
   ➢ Apoio dos pares: A participação em grupos de apoio permite aos doentes partilhar experiências e estratégias com outros que enfrentam desafios semelhantes, reduzindo os sentimentos de isolamento e proporcionando apoio emocional.
   ➢ Comunidades online: Os grupos e fóruns virtuais de apoio podem oferecer vias adicionais de ligação e apoio, especialmente para as pessoas com problemas de mobilidade ou de comunicação.

3. Técnicas de relaxamento e de atenção plena:
   ➢ Redução do stress com base na atenção plena (MBSR): Técnicas como a meditação, a respiração profunda e a atenção plena podem ajudar a reduzir o stress e a melhorar o bem-estar geral.
   ➢ Exercícios de relaxamento: O relaxamento muscular progressivo, as imagens guiadas e o ioga podem ajudar os

doentes a gerir a dor física e o stress emocional.

4. Recursos educativos e informativos:

> Educação do paciente: Fornecer informações completas sobre as complicações orais e a sua gestão permite que os doentes assumam um papel ativo nos seus cuidados.

> Workshops e seminários: As sessões educativas podem ajudar os doentes e os prestadores de cuidados a compreender os desafios e a desenvolver estratégias eficazes para os enfrentar.

5. Cuidados multidisciplinares:

> Equipas de cuidados integrados: Uma abordagem multidisciplinar que envolve oncologistas, dentistas, terapeutas da fala e da linguagem, dietistas e psicólogos assegura cuidados abrangentes que respondem às necessidades físicas e psicológicas.

> Monitorização e acompanhamento regulares: A avaliação contínua e o ajustamento dos planos de tratamento com base na evolução das necessidades do doente podem melhorar significativamente a qualidade de vida.

6. Apoio ao cuidador:

> Formação e educação: Fornecer aos prestadores de cuidados os conhecimentos e as competências necessárias para gerir o estado do doente pode reduzir o seu stress e melhorar os resultados dos doentes.

> Cuidados temporários: Oferecer alívio temporário aos prestadores de cuidados através de serviços profissionais de cuidados temporários pode evitar o esgotamento e manter a qualidade da prestação de cuidados.

Os problemas orais induzidos pela radiação têm um impacto

psicológico significativo e diversificado nos doentes com cancros da cabeça e do pescoço, afectando a sua qualidade de vida global, as relações sociais e o bem-estar emocional. Para abordar estas questões, são cruciais avaliações completas da qualidade de vida e uma estratégia de tratamento abrangente que incorpore intervenções psicológicas, redes de apoio e cuidados multidisciplinares. Os profissionais de saúde podem melhorar significativamente a saúde mental e a qualidade de vida destes doentes, fornecendo-lhes as ferramentas e a assistência de que necessitam.

Capítulo 12: Abordagens interdisciplinares da gestão

Para os doentes com cancro da cabeça e do pescoço, o tratamento eficaz dos problemas orais induzidos pela radiação exige uma abordagem integrada e multidisciplinar. Neste capítulo, são abordados os papéis dos diferentes profissionais de saúde, a composição e o funcionamento de equipas de cuidados multidisciplinares e a importância da gestão e coordenação de casos na prestação de cuidados abrangentes aos doentes.

Papel dos dentistas, oncologistas e outros prestadores de cuidados de saúde

1. Dentistas:

> Avaliação pré-tratamento: Os dentistas desempenham um papel crucial na avaliação da saúde oral do paciente antes do início da radioterapia. Isto inclui identificar e tratar quaisquer problemas dentários pré-existentes que possam agravar as complicações.

> Cuidados preventivos: A implementação de medidas preventivas, como tratamentos com flúor, limpezas dentárias e educação do doente sobre higiene oral, pode ajudar a reduzir o risco de complicações induzidas pela radiação.

> Gestão de complicações orais: Os dentistas são essenciais na deteção precoce e no tratamento de doenças como a mucosite, a xerostomia, a osteoradionecrose e a cárie dentária. Oferece intervenções como analgésicos tópicos, substitutos de saliva e restaurações dentárias.

2. Oncologistas:

> Planeamento do tratamento: Os oncologistas são responsáveis pela conceção e administração de protocolos de radioterapia.

Colaboram com outros especialistas para elaborar planos de tratamento que minimizem as complicações orais e, ao mesmo tempo, combatam eficazmente o cancro.

➢ Monitorização e ajuste: Ao longo do tratamento, os oncologistas monitorizam a resposta do doente e ajustam as doses de radiação ou os horários conforme necessário para gerir os efeitos secundários e melhorar os resultados do doente.

3. Terapeutas da fala e da linguagem:

➢ Avaliação e Reabilitação: Estes profissionais avaliam e tratam as dificuldades de fala e de deglutição resultantes dos danos induzidos pela radiação. Oferece exercícios e técnicas para melhorar a função oral e a qualidade de vida.

➢ Apoio nutricional: Os terapeutas da fala e da linguagem trabalham em estreita colaboração com os nutricionistas para garantir que os doentes conseguem manter uma nutrição adequada apesar das suas complicações orais.

4. Dietistas:

➢ Avaliação nutricional: Os nutricionistas avaliam o estado nutricional e a ingestão alimentar do paciente, identificando deficiências e potenciais áreas de melhoria.

➢ Intervenções dietéticas: Desenvolve planos nutricionais personalizados que abordam os desafios específicos colocados pelas complicações orais, incorporando alimentos com elevado teor calórico e proteico, suplementos e texturas modificadas para facilitar o consumo.

5. Psicólogos e assistentes sociais:

➢ Apoio emocional: Os psicólogos fornecem aconselhamento e psicoterapia para ajudar os doentes a lidar com o impacto psicológico da sua doença e do tratamento. Aborda questões como a ansiedade, a depressão e as preocupações com a imagem corporal.

➢ Serviços sociais: Os assistentes sociais ajudam os doentes a aceder a recursos e sistemas de apoio, incluindo assistência financeira, transporte e serviços de cuidados ao domicílio.

6. Enfermeiras:

➢ Educação e apoio aos doentes: Os enfermeiros de oncologia ensinam os doentes a gerir os efeitos secundários e a manter a higiene oral. Também prestam cuidados práticos e apoio durante todo o processo de tratamento.

➢ Gestão de sintomas: Os enfermeiros desempenham um papel fundamental na monitorização dos sintomas, na administração de medicamentos e na coordenação dos cuidados com outros prestadores de cuidados de saúde.

Equipas de cuidados multidisciplinares

1. Estrutura e função:

➢ Composição da equipa: Uma equipa de cuidados multidisciplinares inclui normalmente oncologistas, dentistas, terapeutas da fala e da linguagem, dietistas, psicólogos, assistentes sociais e enfermeiros. Cada membro traz conhecimentos especializados para atender às necessidades complexas do paciente.

➢ Cuidados colaborativos: As reuniões regulares da equipa e a comunicação garantem que todos os aspectos dos cuidados do paciente são coordenados. Esta abordagem colaborativa ajuda a criar um plano de tratamento abrangente que considera todas as facetas da saúde do paciente.

2. Benefícios dos cuidados multidisciplinares:

> Melhora os resultados: A investigação demonstrou que os cuidados multidisciplinares conduzem a melhores resultados para os doentes, incluindo taxas de sobrevivência mais elevadas, melhor qualidade de vida e menos complicações relacionadas com o tratamento.

> Abordagem holística: Ao abordar os aspectos físicos, emocionais e sociais dos cuidados, as equipas multidisciplinares proporcionam uma abordagem mais holística que vai ao encontro das diversas necessidades dos doentes.

> Continuidade dos cuidados: As equipas multidisciplinares asseguram a continuidade dos cuidados, com transições perfeitas entre as diferentes fases do tratamento e do acompanhamento, reduzindo o risco de questões negligenciadas e de cuidados fragmentados.

Gestão e coordenação de casos

1. Papel dos Gestores de Caso:

> Coordenação de cuidados: Os gestores de caso supervisionam o percurso do tratamento do doente, coordenando as consultas, os tratamentos e os cuidados de acompanhamento. Funcionam como um ponto de contacto central para o doente e a equipa de cuidados de saúde.

> Navegação de recursos: Ajuda os doentes a navegar no sistema de cuidados de saúde, a aceder aos recursos necessários e a estabelecer contacto com serviços de apoio. Isto pode incluir arranjar transporte, gerir questões de seguros e facilitar o encaminhamento para especialistas.

2. Defesa dos doentes:

> Apoio individualizado: Os gestores de caso defendem as

necessidades do doente, assegurando que as suas
preferências e preocupações são tidas em conta no plano de
tratamento. Prestam apoio personalizado, abordando as
barreiras aos cuidados e promovendo o envolvimento do
doente.

➢ Educação e capacitação: Ao educar os doentes sobre a sua
doença e as opções de tratamento, os gestores de casos
permitem-lhes tomar decisões informadas e assumir um papel
ativo nos seus cuidados.

3. Melhorar a comunicação:

➢ Partilha de informações: A comunicação eficaz entre os
membros da equipa é crucial para a coordenação dos
cuidados. Os gestores de caso facilitam a troca de
informação, assegurando que todos os prestadores de
cuidados de saúde estão informados sobre o estado do
doente e quaisquer alterações ao plano de tratamento.

➢ Atualização dos doentes: As actualizações regulares ao
paciente e à sua família ajudam a mantê-los informados sobre
o progresso e quaisquer ajustes ao plano de tratamento,
promovendo a confiança e a colaboração.

A fim de fornecer cuidados abrangentes e centrados no paciente,
são necessárias abordagens interdisciplinares para tratar os
problemas orais induzidos pela radiação. Os resultados e a qualidade
de vida dos pacientes são grandemente melhorados pelos esforços
de colaboração de dentistas, oncologistas, terapeutas da fala e da
linguagem, nutricionistas, psicólogos, assistentes sociais e
enfermeiros, que são possíveis graças a uma gestão e comunicação
eficientes dos casos. Os profissionais de saúde podem lidar de forma
mais eficaz com as várias questões associadas à radioterapia para

cancros da cabeça e do pescoço, aplicando uma abordagem holística e baseada em equipas para responder às diversas necessidades dos seus pacientes.

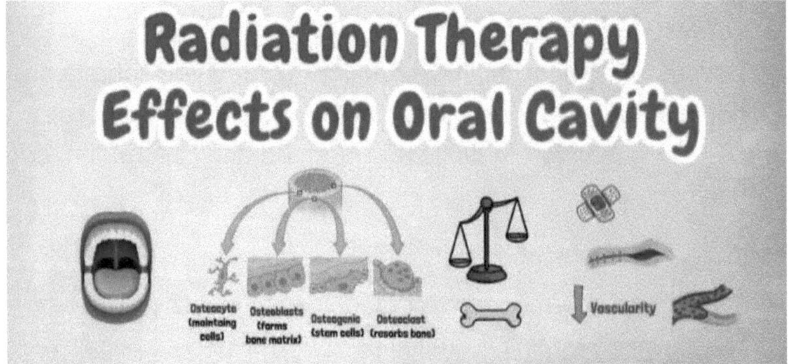

Figura 10: Efeitos da radioterapia na cavidade oral

Capítulo 13: Avanços na investigação e direcções futuras

O tema da gestão dos problemas orais induzidos pela radiação está em constante evolução devido à introdução de novos medicamentos e tecnologias, bem como ao estudo contínuo. De modo a melhorar a gestão e a prevenção destas consequências, este capítulo analisa os medicamentos em desenvolvimento, examina as tendências actuais da investigação e sugere abordagens futuras.

Tendências actuais da investigação

1. Mecanismos de lesão por radiação:
   - Vias moleculares: Estudos recentes têm-se centrado em Compreender os mecanismos moleculares subjacentes aos danos induzidos pela radiação nos tecidos orais. Isto inclui a identificação das principais vias de sinalização, tais como as vias NF-κB e TGF-β, que desempenham papéis cruciais na inflamação e na fibrose.
   - Abordagens genómicas e proteómicas: Os investigadores estão a utilizar tecnologias genómicas e proteómicas para identificar biomarcadores que prevejam a suscetibilidade a complicações induzidas pela radiação. Esta abordagem personalizada tem como objetivo adaptar os tratamentos com base nos perfis genéticos individuais.

2. Prevenção e intervenção precoce:
   - Agentes radioprotectores: Existe um interesse significativo no desenvolvimento de agentes que possam proteger os tecidos normais dos danos causados pela radiação. A amifostina e a palifermina são dois exemplos que se revelaram promissores em ensaios clínicos.

➢ Medidas profilácticas: Os estudos estão a investigar a eficácia de várias medidas profiláticas, tais como cuidados dentários pré-tratamento, protocolos de higiene oral e a utilização de factores de crescimento para prevenir a mucosite e outras complicações.

3. Novas estratégias terapêuticas:

➢ Terapias anti-inflamatórias: O combate à inflamação é uma área chave de investigação, com vários fármacos anti-inflamatórios a serem avaliados quanto à sua capacidade de reduzir a gravidade e a duração da mucosite.

➢ Terapia com células estaminais: A utilização de células estaminais para regenerar tecidos danificados é um campo emergente. As células estaminais mesenquimais (MSCs) demonstraram potencial em estudos pré-clínicos para reparar danos nos tecidos induzidos por radiação.

Terapias e tecnologias emergentes

1. Técnicas avançadas de radiação:

➢ Radioterapia de intensidade modulada (IMRT): A IMRT permite a administração precisa de doses de radiação ao tumor, poupando os tecidos saudáveis circundantes. Esta técnica tem demonstrado reduzir a incidência e a gravidade das complicações orais.

➢ Terapia de protões: A terapia de protões oferece outra opção avançada, utilizando protões em vez de raios X para aplicar a radiação. A sua capacidade de atingir com maior precisão os tumores pode reduzir ainda mais os danos colaterais nos tecidos orais.

2. Agentes biológicos:

➢ Factores de crescimento e citocinas: Foi demonstrado que

agentes como a palifermina (um fator de crescimento dos queratinócitos) promovem a regeneração dos tecidos da mucosa, reduzindo assim a incidência e a gravidade da mucosite oral.

➢ Terapia genética: As abordagens experimentais que utilizam a terapia genética visam melhorar os mecanismos naturais de reparação dos tecidos orais ou fornecer genes que conferem radioprotecção.

3. Nanotecnologia:

➢ Nanopartículas: As nanopartículas estão a ser exploradas pela sua capacidade de administrar medicamentos diretamente nos tecidos danificados, aumentando assim a eficácia terapêutica e minimizando os efeitos secundários. Por exemplo, estão a ser investigados sistemas de administração de antioxidantes e agentes anti-inflamatórios baseados em nanopartículas.

➢ Biossensores: O desenvolvimento de biossensores que podem detetar sinais precoces de danos induzidos pela radiação é promissor para intervenções atempadas e ajustes de tratamento personalizados.

4. Imunoterapia:

➢ Modulação imunitária: A modulação da resposta imunitária para reduzir a inflamação e promover a reparação dos tecidos é uma estratégia emergente. Estão a ser estudadas imunoterapias que visam citocinas específicas envolvidas na resposta inflamatória à radiação.

Direcções futuras na gestão e prevenção

1. Medicina personalizada:

➢ Biomarcadores preditivos: A investigação futura visa identificar e validar biomarcadores que possam prever quais os doentes que correm maior risco de desenvolver complicações orais induzidas pela radiação. Isto irá permitir abordagens mais personalizadas à prevenção e ao tratamento.

➢ Terapias personalizadas: Espera-se que os regimes de tratamento personalizados baseados em factores genéticos, moleculares e clínicos melhorem os resultados, minimizando os efeitos secundários e maximizando a eficácia terapêutica.

2. Cuidados de apoio melhorados:

➢ Abordagens Multidisciplinares: É fundamental reforçar o papel das equipas multidisciplinares na gestão das complicações orais. Isto inclui uma maior colaboração entre oncologistas, dentistas, dietistas, terapeutas da fala e psicólogos.

➢ Educação e envolvimento dos doentes: Capacitar os doentes através da educação sobre potenciais complicações, medidas preventivas e estratégias de autocuidado é essencial para melhorar a qualidade de vida e a adesão ao tratamento.

3. Inovações tecnológicas:

➢ Telemedicina: A integração da telemedicina nos cuidados de rotina pode melhorar o acesso a consultas especializadas, facilitar a monitorização remota de sintomas e proporcionar intervenções atempadas.

➢ Ferramentas de saúde digitais**: As aplicações móveis e os dispositivos portáteis que monitorizam os parâmetros de saúde oral e os efeitos secundários do tratamento podem fornecer dados em tempo real aos prestadores de cuidados de saúde, permitindo uma maior capacidade de resposta.

4. Cuidados de sobrevivência a longo prazo:

➢ Protocolos de acompanhamento: É fundamental desenvolver

protocolos de acompanhamento padronizados para os sobreviventes a longo prazo do cancro da cabeça e do pescoço. Estes protocolos devem incluir avaliações regulares de complicações de aparecimento tardio e estratégias para a sua gestão.

➢ Investigação sobre a qualidade de vida: A investigação em curso sobre a qualidade de vida a longo prazo dos sobreviventes servirá de base ao desenvolvimento de intervenções que abordem as complicações crónicas e apoiem o bem-estar geral.

Os avanços da investigação e a criação de novos tratamentos e tecnologias estão a conduzir a uma rápida evolução na gestão dos problemas orais induzidos pela radiação. As abordagens personalizadas ao tratamento e à prevenção, em conjunto com uma compreensão mais profunda dos mecanismos fundamentais subjacentes aos danos causados pela radiação, têm um grande potencial para melhorar os resultados dos doentes. Para fazer progredir o campo e melhorar a qualidade de vida dos doentes que recebem radioterapia para tumores da cabeça e do pescoço, será essencial manter a colaboração multidisciplinar e incorporar a tecnologia em desenvolvimento.

Capítulo 14: Educação e defesa dos doentes

Os doentes que recebem tratamento para os cancros da cabeça e do pescoço podem ter uma qualidade de vida acentuadamente reduzida em resultado de problemas bucais induzidos pela radiação. Para além das intervenções médicas, é necessária uma educação abrangente dos doentes e a sua defesa para uma gestão eficaz destes problemas. Este capítulo analisa as formas de educar os doentes e os prestadores de cuidados, a função das ferramentas e das redes de apoio e a importância de fazer lobby para melhorar o tratamento médico e o financiamento da investigação.

Educar os doentes e os prestadores de cuidados

1. Importância da educação:
   - Compreender as complicações: Informar os doentes sobre as potenciais complicações orais da radioterapia ajuda-os a compreender o que esperar e como gerir os sintomas.
   - Capacitação: O conhecimento capacita os doentes e os prestadores de cuidados a tomarem medidas proactivas na gestão da saúde oral, conduzindo a melhores resultados e à adesão aos protocolos de tratamento.
   - Comunicação: Os doentes instruídos têm mais probabilidades de comunicar eficazmente com os seus prestadores de cuidados de saúde, assegurando a comunicação atempada dos sintomas e o ajustamento dos planos de cuidados.

2. Principais tópicos educacionais:
   - Higiene oral: Os doentes devem ser instruídos sobre a importância de manter uma higiene oral rigorosa para evitar infecções e outras complicações. Isto inclui a escovagem com

uma escova de dentes de cerdas macias, a utilização de pasta dentífrica com flúor e o uso regular de fio dentário.

➢ Dieta e nutrição: Orientações sobre modificações na dieta que podem ajudar a atenuar o impacto das complicações orais, como evitar alimentos picantes e ácidos e incorporar alimentos macios e não irritantes na sua dieta.

➢ Gestão de sintomas: Informações sobre a gestão de sintomas específicos

sintomas como xerostomia (boca seca), mucosite e dor. Isto inclui a utilização de substitutos da saliva, medidas de alívio da dor e lavagens orais.

➢ Medidas preventivas: Instruções sobre medidas preventivas, como a utilização de tratamentos com flúor, elixires antimicrobianos e exames dentários regulares.

3. Métodos de entrega:

➢ Materiais impressos: Brochuras, panfletos e folhetos que os doentes podem levar para casa para consulta.

➢ Recursos digitais: Sítios Web, aplicações móveis e vídeos em linha que fornecem conteúdos educativos acessíveis e interactivos.

➢ Workshops e seminários: Sessões presenciais ou virtuais em que os profissionais de saúde podem fornecer informações pormenorizadas e responder a perguntas.

➢ Aconselhamento individual: Sessões personalizadas com dentistas

higienistas, dietistas e outros prestadores de cuidados de saúde para responder a preocupações individuais e dar conselhos personalizados.

Recursos e grupos de apoio

1. Recursos online e comunitários:

    ➤ Sítios Web educativos: Os sítios Web de organizações conceituadas, como a American Cancer Society e o National Cancer Institute, oferecem informações completas sobre a gestão das complicações orais induzidas pela radiação.
    ➤ Aplicações e ferramentas digitais: Aplicações móveis concebidas para monitorizar sintomas, lembrar os doentes das rotinas de cuidados orais e fornecer acesso instantâneo a conteúdos educativos.
    ➤ Programas da comunidade local: Os centros de saúde comunitários e os hospitais fornecem frequentemente recursos como workshops educativos, grupos de apoio e serviços de aconselhamento.

2. Grupos de apoio:

    ➤ Apoio dos pares: Os grupos de apoio proporcionam uma plataforma para os doentes partilharem as suas experiências, desafios e estratégias de sobrevivência com outras pessoas que estão a passar por situações semelhantes.
    ➤ Apoio emocional: As sessões de grupo podem ajudar a reduzir os sentimentos de isolamento e proporcionar apoio emocional, o que é crucial para o bem-estar mental.
    ➤ Partilha de informações: Os grupos de apoio convidam frequentemente especialistas para falarem sobre vários tópicos, fornecendo informações valiosas e respondendo às perguntas dos doentes.

3. Apoio ao cuidador:

    ➤ Formação dos prestadores de cuidados: Os prestadores de cuidados também necessitam de formação sobre o estado do doente e as melhores formas de o apoiar. Isto inclui compreender os sintomas, aprender a ajudar nos cuidados orais e reconhecer quando procurar ajuda profissional.

➢ Cuidados temporários: Recursos que proporcionam alívio temporário aos prestadores de cuidados, permitindo-lhes fazer pausas e evitar o esgotamento.

➢ Serviços de aconselhamento: Acesso a aconselhamento profissional para ajudar os prestadores de cuidados a lidar com as exigências emocionais e físicas da prestação de cuidados.

Defesa da melhoria dos cuidados e do financiamento da investigação

1. Papel da advocacia:
   ➢ Campanhas de sensibilização: Sensibilizar o público para o impacto das complicações orais induzidas pela radiação e para a necessidade de melhores estratégias de prevenção e gestão.
   ➢ Defesa de políticas: Envolver-se com os decisores políticos para defender políticas que apoiem cuidados de saúde oral abrangentes para doentes com cancro, incluindo a cobertura de intervenções preventivas e terapêuticas.
   ➢ Financiamento da investigação: Defende o aumento do financiamento da investigação sobre a prevenção, a gestão e o tratamento das complicações orais induzidas pela radiação.

2. Grupos de defesa dos doentes:
   ➢ Esforços organizados: Organizações como a Oral Cancer Foundation e a Cancer Support Community desempenham um papel crucial na defesa dos direitos dos doentes e na melhoria dos cuidados.
   ➢ Iniciativas de investigação: Estes grupos financiam e apoiam frequentemente iniciativas de investigação destinadas a compreender e a atenuar os efeitos da radiação na saúde oral.

➢ Campanhas educativas: Realização de campanhas para educar o público e os prestadores de cuidados de saúde sobre a importância de abordar as complicações orais nos cuidados oncológicos.

3. Esforços de colaboração:

➢ Parcerias com prestadores de cuidados de saúde: Colaborar com profissionais dentários e médicos para desenvolver e implementar as melhores práticas de gestão da saúde oral em doentes com cancro.

➢ Envolver as partes interessadas: Trabalha com empresas farmacêuticas, seguradoras e decisores políticos para garantir que os doentes têm acesso aos tratamentos e medidas preventivas necessários.

➢ Alcance da comunidade: Envolve as comunidades através de programas de proximidade que fornecem educação, rastreio e serviços de apoio a populações carenciadas.

A gestão dos problemas orais induzidos pela radiação requer a implementação da educação e defesa dos doentes. Os prestadores de cuidados de saúde podem melhorar significativamente a qualidade de vida dos doentes que recebem radioterapia para neoplasias malignas da cabeça e do pescoço, oferecendo uma educação completa aos doentes e aos prestadores de cuidados de saúde, utilizando os recursos disponíveis e os grupos de apoio, e promovendo melhores cuidados e financiamento para a investigação. A abordagem destas questões e a garantia de que os doentes recebem os melhores cuidados possíveis requerem uma abordagem cooperativa e multidisciplinar.

Capítulo 15: Directrizes clínicas e melhores práticas

A adesão aos padrões terapêuticos e às melhores práticas, baseados em evidências e centrados no paciente, é necessária para gerir os problemas orais induzidos pela radiação. Para melhorar os cuidados prestados aos doentes que recebem radioterapia para cancros da cabeça e do pescoço, este capítulo avalia as directrizes actuais, descreve as melhores práticas baseadas na evidência e fala sobre o desenvolvimento de novas directrizes.

Revisão das directrizes existentes

Várias organizações profissionais emitiram directrizes para a gestão de problemas orais induzidos pela radiação. O objetivo destas directrizes é uniformizar os cuidados em diferentes contextos, oferecendo conselhos completos aos profissionais de saúde.

1. Directrizes de Prática Clínica MASCC/ISOO:

A International Society of Oral Oncology (ISOO) e a Multinational Association of Supportive Care in Cancer (MASCC/ISOO) estabeleceram directrizes especificamente para a gestão da mucosite oral. Com base numa análise exaustiva da literatura, estas recomendações são revistas frequentemente para ter em conta novos dados.

2. Directrizes da NCCN:

As directrizes para os cuidados de apoio no cancro são fornecidas pela National Comprehensive Cancer Network (NCCN) e abordam o tratamento de problemas orais. As directrizes da NCCN colocam uma forte ênfase numa abordagem multidisciplinar e actualizam as suas recomendações com base na investigação mais recente.

3. Orientações para a prática clínica da ESMO:

Para o tratamento da mucosite gastrointestinal e oral, a Sociedade Europeia de Oncologia Médica (ESMO) fornece directrizes. Estas directrizes baseadas em provas oferecem sugestões abrangentes para acções terapêuticas e preventivas.

4. Directrizes da ASCO:

A mucosite oral, a xerostomia e a osteoradionecrose são alguns dos problemas associados ao tratamento do cancro para os quais a American Society of Clinical Oncology (ASCO) publica directrizes. As directrizes da ASCO são altamente consideradas no campo da oncologia e são criadas após um processo de revisão exaustivo.

Melhores práticas baseadas em evidências

A otimização dos resultados dos pacientes e a redução dos efeitos dos problemas orais induzidos pela radiação requerem a aplicação das melhores práticas baseadas em provas. Seguem-se áreas-chave de enfoque baseadas na investigação e nas directrizes clínicas mais recentes:

1. Higiene oral e profilaxia:
   - Cuidados orais diários: Os doentes devem ser instruídos para manter uma higiene oral meticulosa, incluindo a escovagem com uma escova de dentes de cerdas macias, a utilização de pasta dentífrica com flúor e o uso regular de fio dentário.
   - Cuidados dentários profissionais: É essencial que faças check-

ups e limpezas dentárias regulares. Os profissionais de medicina dentária devem efetuar exames minuciosos e fornecer tratamentos profiláticos, como vernizes com flúor e elixires antimicrobianos.

2. Tratamento da mucosite oral:

➢ Agentes tópicos: A utilização de agentes tópicos, como a benzocaína ou a lidocaína, pode ajudar a aliviar a dor associada à mucosite. Além disso, os agentes de revestimento, como o sucralfato, podem proporcionar uma barreira protetora sobre as superfícies da mucosa.

➢ Medicamentos sistémicos: Analgésicos, incluindo antiinflamatórios não esteróides (AINEs) e opióides, podem ser necessários para dores fortes. Os factores de crescimento como a palifermina demonstraram reduzir a incidência e a gravidade da mucosite.

3. Gestão da xerostomia (boca seca):

➢ Substitutos da saliva: Os doentes podem utilizar substitutos da saliva ou produtos de saliva artificial para aliviar os sintomas de boca seca. Estes produtos estão disponíveis em várias formulações, incluindo sprays, géis e pastilhas.

➢ Estimulantes: Os sialogogos, como a pilocarpina e a cevimelina, podem estimular a produção de saliva em doentes com função residual das glândulas salivares.

4. Prevenção e tratamento da osteoradionecrose:

➢ Medidas preventivas: A avaliação dentária pré-radiação e a extração de dentes não restauráveis podem prevenir a osteorradionecrose. Os doentes devem também evitar procedimentos dentários invasivos após a radiação, exceto se forem absolutamente necessários.

➢ Oxigenoterapia hiperbárica: Esta terapia tem sido usada para melhora a cicatrização de feridas e atenua os efeitos da osteoradionecrose. Envolve a respiração de oxigénio puro numa

câmara pressurizada, que pode estimular a angiogénese e a reparação dos tecidos.

5. Apoio nutricional:

➢ Modificações na dieta: Os doentes devem ser aconselhados a consumir uma dieta suave e não irritante para evitar o agravamento das complicações orais. O aconselhamento nutricional pode ajudar a garantir uma ingestão adequada de calorias e nutrientes.

➢ Suplementos: Os suplementos nutricionais orais podem ser necessários para os doentes que têm dificuldade em manter uma nutrição adequada devido a dor oral ou disfagia (dificuldade em engolir).

Desenvolvimento de novas directrizes

As recomendações clínicas têm de ser continuamente desenvolvidas e revistas devido à natureza dinâmica do tratamento do cancro e à constante disponibilidade de novas descobertas. Os passos seguintes descrevem o processo de desenvolvimento de novas directrizes:

1. Síntese de provas:

➢ Revisões sistemáticas: Realização de revisões sistemáticas da literatura para reunir e avaliar as melhores evidências disponíveis. Este processo envolve uma pesquisa exaustiva de bases de dados, uma avaliação crítica dos estudos e uma síntese dos resultados.

➢ Consenso de peritos: Em áreas onde faltam provas de alta qualidade, pode procurar-se o consenso de peritos através de painéis Delphi ou conferências de consenso. Esta abordagem envolve a recolha de dados de um grupo diversificado de peritos para chegar a acordo sobre as melhores práticas.

2. Comités de elaboração de directrizes:

➢ Equipas Multidisciplinares: Formando o desenvolvimento de directrizes

Comités que incluem representantes de várias disciplinas, como a oncologia, a medicina dentária, a nutrição e a enfermagem. Isto assegura que as directrizes são abrangentes e consideram todos os aspectos dos cuidados ao doente.

➢ Envolvimento dos doentes: Incluir representantes dos doentes no processo de desenvolvimento das orientações para garantir que estas abordam as prioridades e preferências dos doentes.

3. Redação e revisão:

➢ Projeto inicial: Desenvolver uma versão inicial das directrizes com base na síntese de evidências e no consenso dos especialistas. Este projeto deve incluir recomendações claras e accionáveis para a prática clínica.

➢ Revisão pública e por pares: Circular o projeto de directrizes para revisão pública e por pares, a fim de recolher feedback de um público mais vasto, incluindo profissionais de saúde, doentes e grupos de defesa.

4. Implementação e divulgação:

➢ Campanhas educativas: Implementa campanhas educativas para sensibilizar os prestadores de cuidados de saúde e os doentes para as novas directrizes. Isto pode incluir workshops, webinars e materiais impressos.

➢ Monitorização e avaliação: Estabelecer mecanismos para monitorizar a implementação das directrizes e avaliar o seu impacto nos resultados dos doentes. Isto pode envolver a recolha de dados sobre a adesão às directrizes e a realização de revisões periódicas para as atualizar à medida que surgem novas evidências.

Para que os problemas orais induzidos pela radiação sejam geridos adequadamente, é crucial a adesão às directrizes clínicas e às melhores práticas. Os profissionais de saúde podem garantir que os pacientes que recebem radioterapia recebem cuidados de alta qualidade, avaliando as recomendações actuais, pondo em prática as melhores práticas baseadas em evidências e criando consistentemente novas directrizes. Uma vez que a terapia oncológica é dinâmica, é necessária uma educação constante, trabalho de equipa e defesa dos direitos dos doentes para resolver os problemas orais e melhorar os resultados dos doentes.

Referências

1. Fang, M. e Marta, G.N., 2020. Radioterapia hipofracionada e hiper hipofracionada no tratamento pós-operatório do câncer de mama. Revista da Associação Médica Brasileira, 66, pp.13011306.
2. Gunderson, L.L. e Tepper, J.E., 2015. Clinical radiation oncology. Elsevier Health Sciences.
3. Hall, E.J. e Giaccia, A.J., 2006. Radiobiologia para o Radiologista (Vol. 6, p. 597).
4. Pignon, J.P., Le Maitre, A., Maillard, E., Bourhis, J. e Mach-Nc Collaborative Group, 2009. Meta-analysis of chemotherapy in head and neck cancer (MACH-NC): an update on 93 randomised trials and 17,346 patients. Radioterapia e oncologia, 92(1), pp.4-14.
5. Lydiatt, W.M., Patel, S.G., O'Sullivan, B., Brandwein, M.S., Ridge, J.A., Migliacci, J.C., Loomis, A.M. e Shah, J.P., 2017. Cancros da cabeça e do pescoço - grandes alterações no manual de estadiamento do cancro da oitava edição do American Joint Committee on cancer. CA: uma revista sobre cancro para clínicos, 67(2), pp.122-137.
6. Epstein, J.B., Thariat, J., Bensadoun, R.J., Barasch, A., Murphy, B. A., Kolnick, L., Popplewell, L. e Maghami, E., 2012. Complicações orais do cancro e da terapia do cancro: do tratamento do cancro à sobrevivência. CA: a cancer journal for clinicians, 62(6), pp.400422.
7. Keefe, D.M., Schubert, M.M., Elting, L.S., Sonis, S.T., Epstein, J.B., Raber-Durlacher, J.E., Migliorati, C.A., McGuire, D.B., Hutchins, R.D. e Peterson, D.E., 2007. Directrizes de prática

clínica actualizadas para a prevenção e tratamento da mucosite. Cancer: Interdisciplinary International Journal of the American Cancer Society, 109(5), pp.820-831.

8. Trotti, A., Bellm, L.A., Epstein, J.B., Frame, D., Fuchs, H.J., Gwede,

C.   K

., Komaroff, E., Nalysnyk, L. e Zilberberg, M.D., 2003. Incidência, gravidade e resultados associados da mucosite em doentes com cancro da cabeça e do pescoço submetidos a radioterapia com ou sem quimioterapia: uma revisão sistemática da literatura. Radioterapia e oncologia, 66(3), pp.253-262.

9. Jensen, S.B. e Peterson, D.E., 2014. Lesão da mucosa oral causada por terapias contra o cancro: gestão atual e novas fronteiras na investigação. Jornal de Patologia Oral e Medicina, 43(2), pp.81-90.

10. Siddique, N., Raza, H., Ahmed, S., Khurshid, Z. e Zafar, M.S., 2016. Terapia genética: Uma mudança de paradigma na medicina dentária. Genes, 7(11), p.98.

11. Wong, H.M., 2014. Complicações orais e estratégias de gestão para pacientes submetidos a terapia oncológica. Revista Científica Mundial, 2014.

12. Elting, L.S., Keefe, D.M., Sonis, S.T., Garden, A.S., Spijkervet, F.K.L., Barasch, A., Tishler, R.B., Canty, T.P., Kudrimoti, M.K., Vera- Llonch, M. e Burden of Illness Head and Neck Writing Committee, 2008. Patient-reported measurements of oral mucositis in head and neck cancer patients treated with radiotherapy with or without chemotherapy: demonstration of

increased frequency, severity, resistance to palliation, and impact on quality of life. Cancro, 113(10), pp.2704-2713.

13. Peterson, D.E., Bensadoun, R.J. e Roila, F., 2011. Gestão da mucosite oral e gastrointestinal: ESMO Clinical Practice Guidelines. Annals of oncology, 22, pp.vi78-vi84.

14. Sonis, S.T., 2004. A patobiologia da mucosite. Nature Reviews Cancer, 4(4), pp.277-284.

15. Rubenstein, E.B., Peterson, D.E., Schubert, M., Keefe, D., McGuire,

D. Epstein, J., Elting, L.S., Fox, P.C., Cooksley, C. e Sonis, S.T., 2004. Clinical practice guidelines for the prevention and treatment of cancer therapy-induced oral and gastrointestinal mucositis. Cancer: Interdisciplinary International Journal of the American Cancer Society, 100(S9), pp.2026-2046.

16. Keefe, D.M., Schubert, M.M., Elting, L.S., Sonis, S.T., Epstein, J.B., Raber-Durlacher, J.E., Migliorati, C.A., McGuire, D.B., Hutchins, R.D. e Peterson, D.E., 2007. Directrizes de prática clínica actualizadas para a prevenção e tratamento da mucosite. Cancer: Interdisciplinary International Journal of the American Cancer Society, 109(5), pp.820-831.

17. Jensen, S.B. e Peterson, D.E., 2014. Lesão da mucosa oral causada por terapias contra o cancro: gestão atual e novas fronteiras na investigação. Jornal de Patologia Oral e Medicina, 43(2), pp.81-90.

18. Anderson, R.M.FJ., Pifer, L. e Woods, R., 2007. HEMATOLOGIA E ONCOLOGIA. Opinião Atual em Pediatria, 19, pp.104-133.

19. Kalhori, K.A., Vahdatinia, F., Jamalpour, M.R., Vescovi, P.,

Fornaini, C., Merigo, E. e Fekrazad, R., 2019. Fotobiomodulação em medicina oral. Photobiomodulation, Photomedicine, and Laser Surgery, 37(12), pp.837-861.

20. Chambers, M.S., Rosenthal, D.I. e Weber, R.S., 2007. Radiation-indduced xerostomia. Head & Neck: Journal for the Sciences and Specialties of the Head and Neck, 29(1), pp.58-63.

21. Navazesh, M. e Kumar, S.K., 2009. Xerostomia: prevalência, diagnóstico e gestão. Compêndio de Educação Contínua em Medicina Dentária (Jamesburg, NJ: 1995), 30(6), pp.326-8.

22. Fox, P.C., 1997. Gestão da boca seca. Dental Clinics of North America, 41(4), pp.863-875.

23. Jensen, S.B., Vissink, A., Limesand, K.H. e Reyland, M.E., 2019. Hipofunção das glândulas salivares e xerostomia em pacientes com radiação na cabeça e pescoço. JNCI Monographs, 2019(53), p.lgz016.

24. Eisbruch, A., Kim, H.M., Terrell, J.E., Marsh, L.H., Dawson, L.A. e Ship, J.A., 2001. Xerostomia e os seus preditores após a irradiação poupadora de parótidas do cancro da cabeça e do pescoço. International Journal of Radiation Oncology* Biology* Physics, 50(3), pp.695-704.

25. Vissink, A., Burlage, F.R., Spijkervet, F.K.L., Jansma, J. e Coppes, R.P., 2003. Prevenção e tratamento das consequências da radioterapia da cabeça e do pescoço. Revisões críticas em Biologia Oral e Medicina, 14(3), pp.213-225.

26. Epstein, J.B. e Barasch, A., 2010. Distúrbios do paladar no cancro

doentes: patogénese e abordagem da avaliação e gestão. Oral oncology, 46(2), pp.77-81.

27. Hong, J.H., Omur-Ozbek, P., Stanek, B.T., Dietrich, A.M., Duncan,

S .E., Lee, Y.W. e Lesser, G., 2009. Anomalias do gosto e do odor em doentes com cancro. J Support Oncol, 7(2), pp.58-65.

28. Hovan, A.J., Williams, P.M., Stevenson-Moore, P., Wahlin, Y.B., Ohrn, K.E., Elting, L.S., Spijkervet, F.K., Brennan, M.T. e Dysgeusia Section, Oral Care Study Group, Multinational Association of Supportive Care in Cancer (MASCC)ZInternational Society of Oral Oncology (ISOO), 2010. Uma revisão sistemática da disgeusia induzida por terapias contra o cancro. Cuidados de apoio no cancro, 18, pp.1081-1087.

29. Mossman, K.L. e Henkin, R.I., 1978. Radiation-induced changes in taste acuity in cancer patients. Jornal Internacional de Oncologia das Radiações* Biologia* Física, 4(7-8), pp.663-670.

30. Redda, M.G.R. e Allis, S., 2006. Radiotherapy-induced taste impairment. Cancer treatment reviews, 32(7), pp.541-547.

31. Steinbach, S., Hummel, T., Bohner, C., Berktold, S., Hundt, W., Kriner, M., Heinrich, P., Sommer, H., Hanusch, C., Prechtl, A. e Schmidt, B., 2009. Avaliação qualitativa e quantitativa das alterações do paladar e do olfato em doentes submetidas a quimioterapia para cancro da mama ou neoplasias malignas ginecológicas. Jornal de Oncologia Clínica, 27(11), pp.1899-1905.

32. Clark, J.M., Holmes, E.M., O'Connell, D.A., Harris, J., Seikaly,

H. e Biron, V.L., 2019. Sobrevivência a longo prazo e resultados de deglutição em carcinomas de células escamosas orofaríngeas em estágio avançado. Papillomavirus Research, 7, pp.1-10.

33. Mix, M. e Singh, A.K., 2017. Radioterapia no tratamento do carcinoma da cavidade oral. Oncologia Oral Contemporânea: Diagnosis and Management, pp.95-126.

34. Marx, R.E., 1983. Osteoradionecrose: um novo conceito de sua fisiopatologia. Jornal de cirurgia oral e maxilofacial, 41(5), pp.283-288.

35. Haisfield-Wolfe, M.E., 2009. Sintomas, angústia dos sintomas, sintomas depressivos e incerteza em doentes recém-diagnosticados com cancro da cabeça e do pescoço que recebem radioterapia definitiva com ou sem quimioterapia. Universidade de Maryland, Baltimore.

36. Andersson, L., Kahnberg, K.E. e Pogrel, M.A. eds., 2012. Oral and maxillofacial surgery. John Wiley & Sons.

37. Thomson, P., 2018. Cancro oral: Da prevenção à intervenção. Cambridge Scholars Publishing.

38. Nabil, S. e Samman, N., 2012. Factores de risco para osteorradionecrose após radiação da cabeça e do pescoço: uma revisão sistemática. Cirurgia oral, medicina oral, patologia oral e radiologia oral, 113(1), pp.54-69.

39. Chrcanovic, B.R., Reher, P., Sousa, A.A. e Harris, M., 2010. Osteoradionecrose dos maxilares - uma visão geral atual - parte 2: gestão dentária e opções terapêuticas para o tratamento. Cirurgia oral e maxilofacial, 14, pp.81-95.

40. Schi0dt, M. e Hermund, N., 2002. Gestão da doença oral antes

da radioterapia. Cuidados de apoio no cancro, 10(1), pp.4043.

41. Jacobson, A.S., Buchbinder, D., Hu, K. e Urken, M.L., 2010. Mudanças de paradigma na gestão da osteorradionecrose da mandíbula. Oral oncology, 46(11), pp.795-801.

42. Md, J.B.M., Md, E.Z., Md, M.A.F. e Md, P.J.C., 2021. Visão geral e tendências emergentes no tratamento da osteoradionecrose. Opções de tratamento actuais em oncologia, 22, pp.1-12.

43. Patel, S., Patel, N., Sassoon, I. e Patel, V., 2021. O uso de pentoxifilina, tocoferol e clodronato no tratamento da osteoradionecrose dos maxilares. Radioterapia e Oncologia, 156, pp.209-216.

44. Delanian, S. e Lefaix, J.L., 2004. A radiação induzida processo fibroatrófico: perspetiva terapêutica através da via antioxidante. Radioterapia e oncologia, 73(2), pp.119-131.

45. Reddy, P., 2017. Aclinicalstudy on Acute Cutaneous Manifestations Following Radiation Therapy in Head and Neck Cancer Patients at Vydehi Institute of Medical Sciences and Research Centre (Doctoral dissertation, Rajiv Gandhi University of Health Sciences (India)).

46. Yahyapour, R., Shabeeb, D., Cheki, M., Musa, A.E., Farhood, B., Rezaeyan, A., Amini, P., Fallah, H. e Najafi, M., 2018. Proteção contra a radiação e mitigação por antioxidantes naturais e flavonóides: implicações para a radioterapia e desastres de radiação. Farmacologia molecular atual, 11(4), pp.285-304.

47. Wong, F.L., Boice, J.D., Abramson, D.H., Tarone, R.E., Kleinerman,

R .A., Stovall, M., Goldman, M.B., Seddon, J.M., Tarbell, N., Fraumeni, J.F. e Li, F.P., 1997. Incidência de cancro após retinoblastoma: dose de radiação e risco de sarcoma. Jama, 278(15), pp.1262-1267.

48. Lo, S.S., Teh, B.S., Jiang, G.L. e Mayr, N.A. eds., 2020. Controvérsias em oncologia de radiação (No. 180693). Springer.

49. Denham, J.W. e Hauer-Jensen, M., 2002. A lesão radioterapêutica - uma "ferida" complexa. Radioterapia e Oncologia, 63(2), pp.129-145.

50. Bai, M., Ma, X., Li, X., Wang, X., Mei, Q., Li, X., Wu, Z. e Han, W., 2015. Os cúmplices do NF-κB levam à radiorresistência. Ciência atual das proteínas e dos péptidos, 16(4), pp.279-294.

51. Singh, N.K., Beckett, J.M., Kalpurath, K., Ishaq, M., Ahmad, T e

Eri, R.D., 2023. Os simbióticos como terapia suplementar para a

Alívio dos Sintomas Associados à Quimioterapia em Pacientes com Tumores Sólidos. Nutrientes, 15(7), p.1759.

52. Pearson, J.G., 1969. The value of radiotherapy in the management of esophageal cancer (O valor da radioterapia no tratamento do cancro do esófago). American Journal of Roentgenology, 105(3), pp.500-513.

53. Chorbinska, J., Krajewski, W. e Zdrojowy, R., 2021. Complicações urológicas após radioterapia - nada arriscado, nada ganho: uma revisão narrativa. Investigação Translacional sobre o Cancro, 10(2), p.1096.

54. Dijkstra, P.U., Huisman, P.M. e Roodenburg, J.L.N., 2006.

Critérios para trismo em oncologia de cabeça e pescoço. Revista internacional de cirurgia oral e maxilofacial, 35(4), pp.337-342.

55. Goldstein, M., Maxymiw, W.G., Cummings, B.J. e Wood, R.E., 1999. Os efeitos da irradiação antitumoral na abertura e mobilidade mandibular: um estudo prospetivo de 58 pacientes. Oral Surgery, Oral Medicine, Oral Pathology, Oral Radiology, and Endodontology, 88(3), pp.365-373.

56. Rapidis, A.D., Dijkstra, P.U., Roodenburg, J.L.N., Rodrigo, J.P., Rinaldo, A., Strojan, P., Takes, R.P. e Ferlito, A., 2015. Trismo em pacientes com câncer de cabeça e pescoço: etiopatogenia, diagnóstico e manejo. Clinical Otolaryngology, 40(6), pp.516-526.

57. Van der Molen, L., van Rossum, M.A., Burkhead, L.M., Smeele, L.   E., Rasch, C.R. e Hilgers, FJ., 2011. Um ensaio aleatório de reabilitação preventiva em doentes com cancro avançado da cabeça e do pescoço tratados com quimiorradioterapia: viabilidade, cumprimento e efeitos a curto prazo. Dysphagia, 26, pp.155-170.

58. Stubblefield, M.D., Manfield, L. e Riedel, E.R., 2010. Um relatório preliminar sobre a eficácia de um dispositivo dinâmico de abertura da mandíbula (dynasplint trismus system) como parte do tratamento multimodal do trismo em pacientes com cancro da cabeça e do pescoço. Arquivos de medicina física e reabilitação, 91(8), pp.1278-1282.

59. Crowder, S.L., 2020. O estudo SYNQ: SYmptoms, Nutrition, and Quality of life in head and neck cancer survivors (Dissertação de doutoramento, Universidade de Illinois em

Urbana-Champaign).

60. Zecha, J.A., Raber-Durlacher, J.E., Nair, R.G., Epstein, J.B., Elad,

S ., Hamblin, M.R., Barasch, A., Migliorati, C.A., Milstein, D.M., Genot, M.T. e Lansaat, L., 2016. Laser de baixa intensidade terapia/fotobiomodulação na gestão dos efeitos secundários da quimiorradioterapia no cancro da cabeça e do pescoço: parte 2: aplicações propostas e protocolos de tratamento. Supportive Care in Cancer, 24, pp.2793-2805.

61. Kalman, N.S., Zhao, S.S., Anscher, M.S. e Urdaneta, A.I., 2017. Estado atual da radioprotecção direccionada e dos agentes de mitigação e tratamento de lesões por radiação: uma revisão crítica da literatura. Revista Internacional de Oncologia das Radiações* Biologia* Física, 98(3), pp.662-682.

62. Haribhakti, V.V. e Haribhakti, V.V., 2019. Morbidities Related to Adjuvant Radiotherapy and Chemotherapy (Morbidades relacionadas à radioterapia e quimioterapia adjuvantes). Restoration, Reconstruction and Rehabilitation in Head and Neck Cancer (Restauração, reconstrução e reabilitação no cancro da cabeça e do pescoço), pp.275-306.

63. Jereczek-Fossa, B.A. e Orecchia, R., 2002. Radioterapia-induzidas por complicações no osso mandibular. Cancer treatment reviews, 28(1), pp.65-74.

64. Epstein, J.B., Thariat, J., Bensadoun, R.J., Barasch, A., Murphy,

B.   A., Kolnick, L., Popplewell, L. e Maghami, E., 2012. Complicações orais do cancro e da terapia do cancro: do tratamento do cancro à sobrevivência. CA: a cancer journal for clinicians, 62(6), pp.400422.

65.   Schultze, B.S., 2019. Associações entre os níveis de citocinas e o desenvolvimento de sintomas a longo prazo em doentes com cancro da cabeça e do pescoço. Jornal do Profissional Avançado em Oncologia, 10(8), p.790.

66.   Wong, H.M., 2014. Complicações orais e estratégias de gestão para pacientes em tratamento de cancro. O mundo científico Revista, 2014.

67.   Nguyen, N.P., Frank, C., Moltz, C.C., Vos, P., Smith, H.J., Karlsson, U., Dutta, S., Midyett, A., Barloon, J. e Sallah, S., 2005. Impact of dysphagia on quality of life after treatment of head-and-neck cancer (Impacto da disfagia na qualidade de vida após o tratamento do cancro da cabeça e do pescoço). Jornal Internacional de Radiação Oncológica* Biologia* Física, 61(3), pp.772-778.

68.   Jager-Wittenaar, H., Dijkstra, P.U., Vissink, A., van der Laan, B.F., van Oort, R.P. e Roodenburg, J.L., 2007. Perda de peso crítica em
cancro da cabeça e do pescoço - prevalência e factores de risco no momento do diagnóstico: um estudo exploratório. Supportive care in cancer, 15, pp.1045-1050.

69.   Jensen, S.B., Pedersen, A.M.L., Vissink, A., Andersen, E., Brown,
C.   G., Davies, A.N., Dutilh, J., Fulton, J.S., Jankovic, L., Lopes, N.N.F. e Mello, A.L.S., 2010. Uma revisão sistemática da hipofunção das glândulas salivares e da xerostomia induzidas por terapias oncológicas: estratégias de gestão e impacto económico. Cuidados de suporte em cancro, 18,

pp.1061-1079.

70. Secção de Disfagia, Grupo de Estudo de Cuidados Orais, Associação Multinacional de Cuidados de Suporte no Cancro (MASCC)ZSociedade Internacional de Oncologia Oral (ISOO), Raber-Durlacher, J.E., Brennan,

M .T., Verdonck-de Leeuw, I.M., Gibson, R.J., Eilers, J.G., Waltimo,

T ., Bots, C.P., Michelet, M., Sollecito, T.P. e Rouleau, T.S., 2012. Disfunção da deglutição em doentes com cancro. Supportive Care in Cancer, 20, pp.433-443.

71. Chasen, M.R. e Bhargava, R., 2009. Uma revisão descritiva dos factores que contribuem para o comprometimento nutricional em doentes com cancro da cabeça e do pescoço. Supportive care in cancer, 17, pp.1345-1351.

72. Güngor, D., Nadaud, P., Dreibelbis, C., LaPergola, C., Terry, N., Wong, Y.P., Abrams, S.A., Beker, L., Jacobovits, T., Jarvinen, K.M. e Nommsen-Rivers, L.A., 2019. QUAL É A RELAÇÃO ENTRE DURAÇÕES MAIS CURTAS VERSUS MAIS LONGAS DE ALIMENTAÇÃO EXCLUSIVA COM LEITE HUMANO E LEUCEMIA INFANTIL? Shorter Versus Longer Durations of Exclusive Human Milk Feeding and Childhood Leukemia: A Systematic Review [Internet].

73. PeaceHealth, M. e Bill, P., Cancro dos lábios e da cavidade oral

Tratamento (Adulto)(PDQ®): Tratamento - Profissional de saúde

Informação [NCI].

74. Chambers, M.S., Garden, A.S., Kies, M.S. e Martin, J.W., 2004.

Radiation-induced xerostomia in patients with head and neck cancer: pathogenesis, impact on quality of life, and management. Head & Neck: Journal for the Sciences and Specialties of the Head and Neck, 26(9), pp.796-807.

75. Epstein, J.B., Thariat, J., Bensadoun, R.J., Barasch, A., Murphy, B.A., Kolnick, L., Popplewell, L. e Maghami, E., 2012. Complicações orais do cancro e da terapia do cancro: do tratamento do cancro à sobrevivência. CA: a cancer journal for clinicians, 62(6), pp.400422.

76. Semple, C.J. e Killough, S.A., 2014. Questões de qualidade de vida no cancro da cabeça e do pescoço. Dental Update, 41(4), pp.346-353.

77. Ekpe Adewuyi, E.O., 2016. Visando um gatilho: Recetor Alfa do Fator de Crescimento Derivado das Plaquetas na Metástase Nodal do Cancro Papilar da Tiroide.

78. Dijkstra, P.U., Kalk, W.W.I. e Roodenburg, J.L.N., 2004. Trismo em oncologia de cabeça e pescoço: uma revisão sistemática. Oral oncology, 40(9), pp.879-889.

79. Steinhoff, A., 2020. Late-Effect Symptoms, Tobacco and Alcohol Use, and Demoralization in Head and Neck Cancer Survivors (Dissertação de doutoramento, Universidade do Kansas).

80. Bjordal, K., Ahlner-Elmqvist, M., Hammerlid, E., Boysen, M., Evensen, J.F., Biorklund, A., Jannert, M., Westin, T e Kaasa, S., 2001. A prospective study of quality of life in head and neck cancer patients. Parte II: Dados longitudinais. The Laryngoscope, 111(8), pp.1440-1452.

81. Weymuller Jr, E.A., Alsarraf, R., Yueh, B., Deleyiannis, F.W.B.

e Coltrera, M.D., 2001. Análise das características de desempenho do instrumento de Qualidade de Vida da Universidade de Washington e sua modificação (UW-QOL-R). Archives of Otolaryngology-Head & Neck Surgery, 127(5), pp.489-493.

82. Semple, C.J., Sullivan, K., Dunwoody, L. e Kernohan, W.G., 2004. Intervenções psicossociais para doentes com cancro da cabeça e do pescoço: passado, presente e futuro. Cancer Nursing, 27(6), pp.434-441.

83. Luthringer, M. e Marziale, J., Tratamento do cancro da hipofaringe (adulto) (PDQ®): Tratamento - Informação para Profissionais de Saúde [NCI].

84. Epstein, J.B., Thariat, J., Bensadoun, R.J., Barasch, A., Murphy,

B. A., Kolnick, L., Popplewell, L. e Maghami, E., 2012. Complicações orais do cancro e da terapia do cancro: do tratamento do cancro à sobrevivência. CA: a cancer journal for clinicians, 62(6), pp.400422.

85. Lalla, R.V., Sonis, S.T. e Peterson, D.E., 2008. Gestão da mucosite oral em pacientes com cancro. Dental Clinics of North America, 52(1), pp.61-77.

86. Ramnath, R., 2016. Uma avaliação abrangente da mucosite devida à radiação para o cancro da cabeça e do pescoço: fisiopatologia, resultados clínicos e relatados pelos pacientes, e uma proposta para um novo tratamento baseado na medicina ayurvédica (dissertação de doutoramento, Weill Medical College of Cornell University).

87. Musa, A.E., Omyan, G., Esmaely, F. e Shabeeb, D., 2019.

Efeito radioprotector da hesperidina: Uma revisão sistemática. Medicina, 55(7), p.370.

88. Semrau, R., 2017. O papel da radioterapia no tratamento definitivo e pós-operatório do cancro avançado da cabeça e do pescoço. Investigação e tratamento em oncologia, 40(6), pp.347-352.

89. Lalla, R.V., Bowen, J., Barasch, A., Elting, L., Epstein, J., Keefe,

D.   M., McGuire, D.B., Migliorati, C., Nicolatou-Galitis, O., Peterson, D.E. e Raber-Durlacher, J.E., 2014. Orientações de prática clínica MASCC/ISOO para a gestão da mucosite secundária à terapia do cancro. Cancro, 120(10), pp.1453-1461.

90. Sroussi, H.Y., Epstein, J.B., Bensadoun, R.J., Saunders, D.P., Lalla, R.V., Migliorati, C.A., Heaivilin, N. e Zumsteg, Z.S., 2017. Complicações orais comuns da radioterapia do câncer de cabeça e pescoço: mucosite, infecções, alteração da saliva, fibrose, disfunções sensoriais, cárie dentária, doença periodontal e osteoradionecrose. Medicina do cancro, 6(12), pp.2918-2931.

91. Wong, H.M., 2014. Complicações orais e estratégias de gestão para pacientes submetidos a terapia oncológica. Revista Científica Mundial, 2014.

92. Jensen, S.B., Pedersen, A.M.L., Vissink, A., Andersen, E., Brown, C.G., Davies, A.N., Dutilh, J., Fulton, J.S., Jankovic, L., Lopes,

N .N.F. e Mello, A.L.S., 2010. Revisão sistemática da hipofunção das glândulas salivares e xerostomia induzidas por terapias oncológicas: estratégias de gestão e impacto económico. Supportive care in cancer, 18, pp.1061-1079.

93. PeaceHealth, M. e Bill, P., Cancro dos lábios e da cavidade oral Tratamento (Adulto)(PDQ®): Tratamento - Profissional de saúde

Informação [NCI].

94. Barker, C.A. e Postow, M.A., 2014. Combinações de radioterapia e imunoterapia para melanoma: uma revisão dos resultados clínicos. Revista Internacional de Oncologia de Radiação* Biologia* Física, 88(5), pp.986-997.

95. Tian, Q., 2022. Benefícios para a saúde do composto bioativo dietético na doença inflamatória intestinal e no cancro colorrectal. Universidade do Estado de Washington.

96. Sonis, S.T., 2004. A patobiologia da mucosite. Nature Reviews Cancer, 4(4), pp.277-284.

97. Correa, M.E.P., Cheng, K.K.F., Chiang, K., Kandwal, A., Loprinzi,

C. L., Mori, T., Potting, C., Rouleau, T., Toro, J.J., Ranna, V. e Vaddi, A., 2020. Revisão sistemática da crioterapia oral para o tratamento da mucosite oral em doentes com cancro e orientações para a prática clínica. Supportive Care in Cancer, 28, pp.2449-2456.

98. Keefe, D.M., Schubert, M.M., Elting, L.S., Sonis, S.T., Epstein, J.B., Raber-Durlacher, J.E., Migliorati, C.A., McGuire, D.B., Hutchins,

R . D. e Peterson, D.E., 2007. Directrizes de prática clínica actualizadas para a prevenção e tratamento da mucosite. Cancro: Interdisciplinary International Journal of the American

Cancer Society, 109(5), pp.820-831.

99. Cheng, M., Yuan, W., Moshaverinia, A. e Yu, B., 2023. Rejuvenescimento das células estaminais mesenquimais para melhorar o envelhecimento do esqueleto. Cells, 12(7), p.998.

100. Nutting, C.M., Morden, J.P., Harrington, K.J., Urbano, T.G., Bhide,
S . A., Clark, C., Miles, E.A., Miah, A.B., Newbold, K., Tanay, M. e Adab, F., 2011. Parotid-sparing intensity modulated versus conventional radiotherapy in head and neck cancer (PARSPORT): a phase 3 multicentre randomised controlled trial. The lancet oncology, 12(2), pp.127-136.

101. Lin, A., Swisher-McClure, S., Millar, L.B., Kirk, M., Yeager, C., Kassaee, A., Teo, B.K.K. e Hahn, S.M., 2013. Terapia de protões para o cancro da cabeça e do pescoço: aplicações actuais e direcções futuras. Investigação Translacional do Cancro, 1(4).

102. Liu, S., Zhao, Q., Zheng, Z., Liu, Z., Meng, L., Dong, L. e Jiang, X., 2021. Estado do tratamento e profilaxia da mucosite oral induzida por radiação em doentes com cancro da cabeça e do pescoço. Frontiers in Oncology, 11, p.642575.

103. Brizel, D.M., Wasserman, T.H., Henke, M., Strnad, V., Rudat, V., Monnier, A., Eschwege, F., Zhang, J., Russell, L., Oster, W. e Sauer, R., 2000. Phase III randomized trial of amifostine as a radioprotector in head and neck cancer. Jornal de Oncologia Clínica, 18(19), pp.3339-3345.

104. Hu, G., Guo, M., Xu, J., Wu, F., Fan, J., Huang, Q., Yang, G., Lv, Z., Wang, X. e Jin, Y., 2019. Nanopartículas que visam

macrófagos como potenciais agentes terapêuticos clínicos contra o cancro e a inflamação. Fronteiras em imunologia, 10, p.1998.

105. Kny, E., Reiner-Rozman, C., Dostalek, J., Hassel, A.W., Nohammer, C., Pfaffeneder-Mantai, F., Szunerits, S., Weber, V., Knoll, W. e Kleber, C., 2022. Estado da arte dos quimiossensores num contexto biomédico. Chemosensors, 10(6), p.199.

106. Ferris, R.L., Blumenschein Jr, G., Fayette, J., Guigay, J., Colevas,

A.   D., Licitra, L., Harrington, K., Kasper, S., Vokes, E.E., Even, C. e Worden, F., 2016. Nivolumab for recurrent squamous-cell carcinoma of the head and neck. Jornal de Medicina de Nova Inglaterra, 375(19), pp.1856-1867.

107. Ferris, R.L., Blumenschein Jr, G., Fayette, J., Guigay, J., Colevas, A.D., Licitra, L., Harrington, K., Kasper, S., Vokes, E.E., Even, C. e Worden, F., 2016. Nivolumab for recurrent squamous-cell carcinoma of the head and neck. Jornal de Medicina de Nova Inglaterra, 375(19), pp.1856-1867.

108. Llovet, J.M., Villanueva, A., Marrero, J.A., Schwartz, M., Meyer, T.,

Galle, P.R., Lencioni, R., Greten, T.F., Kudo, M., Mandrekar, S.J. e Zhu, A.X., 2021. Conceção de ensaios e parâmetros de avaliação no tratamento do cancro hepatocelular carcinoma: conferência de consenso da AASLD. Hepatologia, 73, pp.158191.

109. Peterson, D.E., Bensadoun, R.J. e Roila, F., 2011. Gestão da mucosite oral e gastrointestinal: ESMO Clinical Practice

Guidelines. Annals of oncology, 22, pp.vi78-vi84.

110. Ramnath, R., 2016. Uma avaliação abrangente da mucosite devida à radiação para o cancro da cabeça e do pescoço: fisiopatologia, resultados clínicos e relatados pelos pacientes, e uma proposta para um novo tratamento baseado na medicina ayurvédica (dissertação de doutoramento, Weill Medical College of Cornell University).

111. Elting, L.S., Cooksley, C., Chambers, M., Cantor, S.B., Manzullo, E.

e Rubenstein, E.B., 2003. The burdens of cancer therapy: clinical and economic outcomes of chemotherapy-induced mucositis.

Cancro: Interdisciplinary International Journal of the American Cancer Society, 98(7), pp.1531-1539.

112. Zhang, Z., Tian, L., Liu, J., Jiang, H. e Wang, P., 2024. Resumo das evidências sobre a gestão da mucosite oral induzida pela radioterapia em doentes com cancro da cabeça e do pescoço. Jornal de Enfermagem Oncológica da Ásia-Pacífico, p.100386.

113. Epstein, J.B., Thariat, J., Bensadoun, R.J., Barasch, A., Murphy,

B. A., Kolnick, L., Popplewell, L. e Maghami, E., 2012. Complicações orais do cancro e da terapia do cancro: do tratamento do cancro à sobrevivência. CA: uma revista sobre cancro para clínicos, 62(6), pp.400422.

114. Lalla, R.V., Sonis, S.T. e Peterson, D.E., 2008. Gestão da mucosite oral em pacientes com cancro. Dental Clinics of North America, 52(1), pp.61-77.

115. Ramnath, R., 2016. Uma avaliação abrangente da mucosite devida à radiação para o cancro da cabeça e do pescoço: fisiopatologia, resultados clínicos e relatados pelos pacientes, e uma proposta para um novo tratamento baseado na medicina ayurvédica (dissertação de doutoramento, Weill Medical College of Cornell University).

116. Al-Ansari, S., Stolze, J., Bresters, D., Brook, A.H., Laheij, A.M., Brand, H.S., Dahllof, G., Rozema, F.R. e Raber-Durlacher, J.E., 2024. Complicações tardias em sobreviventes de cancro infantil a longo prazo: O que o profissional de saúde oral precisa de saber. Revista Dentistry, 12(1), p.17.

117. Russell, A., 2022. Riscos de Resultados Cardíacos Adversos Associados à Radioterapia em Pacientes com Cancro da Mama: A Systematic Review (Dissertação de doutoramento, Icahn School of Medicine at Mount Sinai).

118. Monton, O., Lambert, S., Belzile, E. e Mohr-Elzeki, D., 2019. Uma avaliação da adequação, legibilidade, qualidade e utilidade dos recursos em linha para os cuidadores familiares de doentes com cancro. Patient Education and Counseling, 102(10), pp.1892-1897.

119. Ross, E.J., Wiener, C.H., Robinson, D. e Cassisi, J.E., 2020. Otimização dos serviços comunitários e hospitalares utilizando o programa Cancer Support Source. Jornal da Experiência do Paciente, 7(1), pp.96-104.

120. Peterson, D.E., Bensadoun, R.J. e Roila, F., 2011. Gestão da mucosite oral e gastrointestinal: ESMO Clinical Practice Guidelines. Annals of oncology, 22, pp.vi78-vi84.

121. Peterson, D.E., Bensadoun, R.J. e Roila, F., 2011. Gestão da mucosite oral e gastrointestinal: ESMO Clinical Practice Guidelines. Annals of oncology, 22, pp.vi78-vi84.

122. Elting, L.S., Cooksley, C., Chambers, M., Cantor, S.B., Manzullo, E. e Rubenstein, E.B., 2003. The burdens of cancer therapy: clinical and economic outcomes of chemotherapy-induced mucositis. Cancer: Interdisciplinary International Journal of the American Cancer Society, 98(7), pp.1531-1539.

123. Ramnath, R., 2016. Uma avaliação abrangente da mucosite devida à radiação para o cancro da cabeça e do pescoço: fisiopatologia, resultados clínicos e relatados pelos pacientes, e uma proposta para um novo tratamento baseado na medicina ayurvédica (dissertação de doutoramento, Weill Medical College of Cornell University).

124. Cacciamani, G.E., Bassi, S., Sebben, M., Marcer, A., Russo, G.I., Cocci, A., Dell'Oglio, P., Medina, L.G., Nassiri, N., Tafuri, A. e Abreu, A., 2020. Consulta o "Dr. Google" para o cancro da próstata opções de tratamento: uma análise das tendências contemporâneas a nível mundial. European urology oncology, 3(4), pp.481-488.

125. Peterson, D.E., Bensadoun, R.J. e Roila, F., 2011. Gestão da mucosite oral e gastrointestinal: ESMO Clinical Practice Guidelines. Annals of oncology, 22, pp.vi78-vi84.

126. Khurshid, H., Ismaila, N., Bian, J., Dabney, R., Das, M., Ellis, P., Feldman, J., Hann, C., Kulkarni, S., Laskin, J. e Manochakian, R., 2023. Terapia sistémica para o cancro do

pulmão de pequenas células: Diretriz da ASCO-Ontário (cuidados oncológicos em Ontário). Jornal de Oncologia Clínica, 41(35), pp.5448-5472.

127. Sonis, S.T., 2004. A patobiologia da mucosite. Nature Reviews Cancer, 4(4), pp.277-284.

128. Lalla, R.V., Bowen, J., Barasch, A., Elting, L., Epstein, J., Keefe,
D. M., McGuire, D.B., Migliorati, C., Nicolatou-Galitis, O., Peterson, D.E. e Raber-Durlacher, J.E., 2014. MASCC/ISOO clinical orientações práticas para a gestão da mucosite secundária à terapêutica do cancro. Cancro, 120(10), pp.1453-1461.

129. Keefe, D.M., Schubert, M.M., Elting, L.S., Sonis, S.T., Epstein, J.B., Raber-Durlacher, J.E., Migliorati, C.A., McGuire, D.B., Hutchins, R.D. e Peterson, D.E., 2007. Directrizes de prática clínica actualizadas para a prevenção e tratamento da mucosite. Cancer: Interdisciplinary International Journal of the American Cancer Society, 109(5), pp.820-831.

130. Elting, L.S., Cooksley, C., Chambers, M., Cantor, S.B., Manzullo, E. e Rubenstein, E.B., 2003. The burdens of cancer therapy: clinical and economic outcomes of chemotherapy-induced mucositis. Cancer: Interdisciplinary International Journal of the American Cancer Society, 98(7), pp.1531-1539.

131. Treister, N. e Sonis, S., 2007. Mucosite: biologia e gestão. Opinião atual em otorrinolaringologia e cirurgia de cabeça e pescoço, 15(2), pp.123-129.

132. Dreizen, S., Brown, L.R., Daly, T.E. e Drane, J.B., 1977. Prevenção da cárie dentária relacionada com a xerostomia

em doentes oncológicos irradiados. Jornal de investigação dentária, 56(2), pp.99-104.

133. Kielbassa, A.M., Hinkelbein, W., Hellwig, E. e Meyer-Lückel, H., 2006. Radiation-related damage to dentition. The lancet oncology, 7(4), pp.326-335.

134. Kielbassa, A.M., Hinkelbein, W., Hellwig, E. e Meyer-Lückel, H., 2006. Radiation-related damage to dentition. The lancet oncology, 7(4), pp.326-335.

135. Jham, B.C. e da Silva Freire, A.R., 2006. Complicações orais da radioterapia em cabeça e pescoço. Revista Brasileira de Otorrinolaringologia, 72(5), pp.704-708.

136. Sonis, S.T., Elting, L.S., Keefe, D., Peterson, D.E., Schubert, M.,

Hauer-Jensen, M., Bekele, B.N., Raber-Durlacher, J., Donnelly, J.P. e Rubenstein, E.B., 2004. Perspectivas da terapia do cancro-
lesão da mucosa induzida pelo cancro: patogénese, medição, epidemiologia e consequências para os doentes. Cancro: Interdisciplinary International Journal of the American Cancer Society, 100(S9), pp.1995-2025.

137. Davies, A. e Finlay, I.G. eds., 2005. Oral care in advanced disease. Oxford University Press.

138. Jensen, S.B., Pedersen, A.M.L., Vissink, A., Andersen, E., Brown,

C.	G., Davies, A.N., Dutilh, J., Fulton, J.S., Jankovic, L., Lopes, N.N.F. e Mello, A.L.S., 2010. Uma revisão sistemática da hipofunção das glândulas salivares e da xerostomia induzidas por terapias oncológicas: estratégias de gestão e impacto económico. Cuidados de suporte em cancro, 18, pp.1061-1079.

Sobre os autores
Dr.h.c. prof. Andrej Jenca, CSc., MPH

Andrej Jenca, CSc., MPH, é professor de estomatologia-dentisteria na Faculdade de Medicina da UPJS em Kosice. Ao mesmo tempo, durante 15 anos, foi o responsável pelo programa de estudos do primeiro e segundo graus combinados e do terceiro grau de estudos profissionais na Faculdade de LF da UPJS. Foi presidente do senado académico da UPJS durante 5 anos e ocupou o cargo de reitor da Faculdade de Medicina durante 4 anos. Desde 2006, é o orientador do estudo de especialização na área de Cirurgia Maxilofacial e das áreas certificadas de Cirurgia Dentoalveolar e Implantologia. Foi supervisor de 36 teses de doutoramento defendidas com sucesso no programa de estudos de estomatologia-dentária, 4 no programa de estudos de biomedicina na Universidade Técnica de Kosice e 53 teses de diploma.

No âmbito das suas actividades científicas e de investigação, dedicou-se ao diagnóstico e tratamento de tumores, lesões, anomalias e doenças inflamatórias da região Oromaxilofacial. Os seus resultados no domínio da medicina regenerativa e reconstrutiva na área da cabeça e do pescoço são particularmente importantes. É o investigador principal bem sucedido de 8 bolsas de investigação científica financiadas por agências de financiamento nacionais e 2 agências europeias. Ao mesmo tempo, é co-investigador de outras 6 bolsas em cooperação com a Academia Eslovaca de Ciências, a Universidade Técnica de Kosice e a Universidade de Medicina Veterinária e Farmácia. É autor de 449 trabalhos originais e profissionais publicados em revistas estrangeiras e nacionais, textos didácticos, livros e monografias científicas, que foram citados 273 vezes.

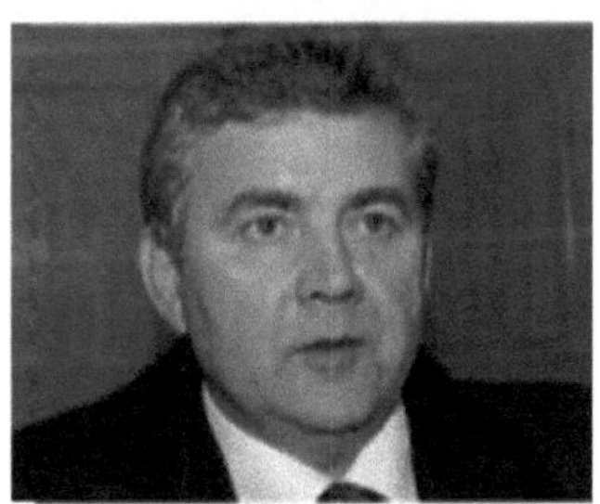

Dr.ª Adriána Petrásová, PhD.

Adriana Petrasova, MD, PhD. trabalha como professora assistente e vice-diretora de actividades pedagógicas no Departamento de Estomatologia e Cirurgia Maxilofacial LF UPJS e Akadémie Kosice n.o. e como Directora Adjunta de Saúde, Educação e Investigação. Participa no ensino de estudantes eslovacos e estrangeiros de medicina dentária e de medicina geral em estudos pré e pós-graduados. Participa no estudo de especialização de MFS, ortodontia, e no estudo de certificação de Cirurgia Dentoalveolar e Implantologia.

Para além da implementação de exercícios clínicos no âmbito do processo de ensino, também trabalha como dentista no Departamento de Estomatologia e Cirurgia Maxilofacial e na Academia de Kosice n.o., onde participa no diagnóstico e no processo terapêutico de pacientes clínicos. Para além do ensino, participa ativamente em palestras e conferências no país e no estrangeiro na Eslováquia. No âmbito das suas actividades de investigação, co-investigou 8 projectos diferentes apoiados por agências de financiamento e foi investigadora responsável uma vez. Desenvolve as suas actividades científicas e coopera com a Universidade de Medicina Veterinária e Farmácia em Kosice, a Academia Eslovaca de Ciências, a Universidade Técnica em Kosice, a Faculdade de Medicina Jessenius em Martin e universidades estrangeiras na Polónia, República Checa, França e Ucrânia.

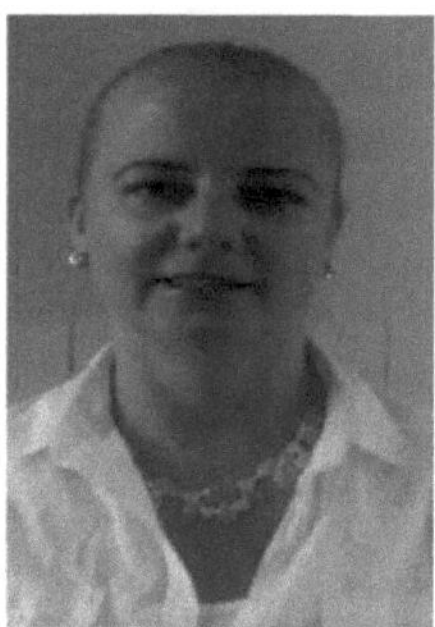

MDDr. Elham Saberian

A Dra. Elham Saberian obteve a sua licenciatura em Medicina Dentária na Faculdade de Medicina da Universidade Pavel Jozef Safárik em 2021. A sua excecional dedicação à investigação levou-a a ser selecionada para um programa de doutoramento e de especialização na mesma universidade no mesmo ano.

Atualmente, a Dr.ª Saberian é aluna de doutoramento e de especialização, ocupando-se ativamente da consultoria e orientação de estudantes nos seus projectos de tese de licenciatura, ao mesmo tempo que desempenha funções de assistente de ensino. A sua experiência profissional inclui trabalho em ambientes clínicos e académicos em Kosice. Pratica medicina dentária na Clínica de Medicina Dentária e Cirurgia Maxilofacial da Academia de Kosice n.o.

A Dra. Saberian possui um portfólio impressionante de artigos publicados e patentes, com mais na calha, incluindo artigos, patentes e livros atualmente em curso. A sua investigação centra-se principalmente nas áreas da regeneração, cirurgia e endodontia. A sua paixão pela formação contínua e o seu compromisso para com uma maior especialização e investigação inovadora no campo das novas técnicas de regeneração dentro da medicina dentária sublinham a sua dedicação ao avanço do campo.

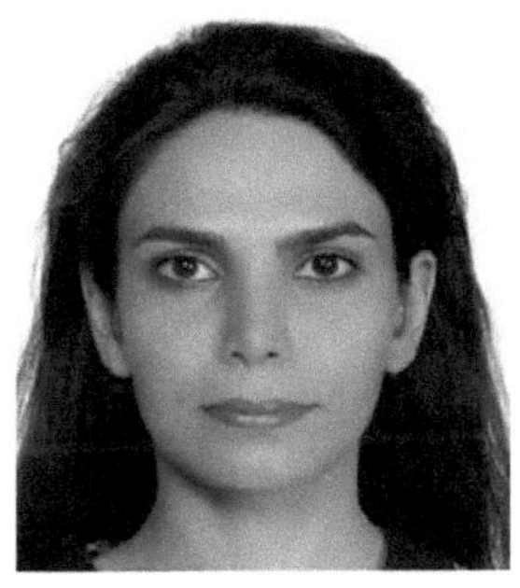

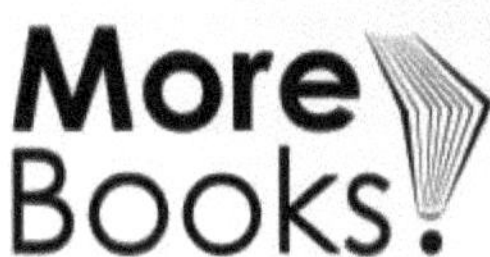

More
Books!

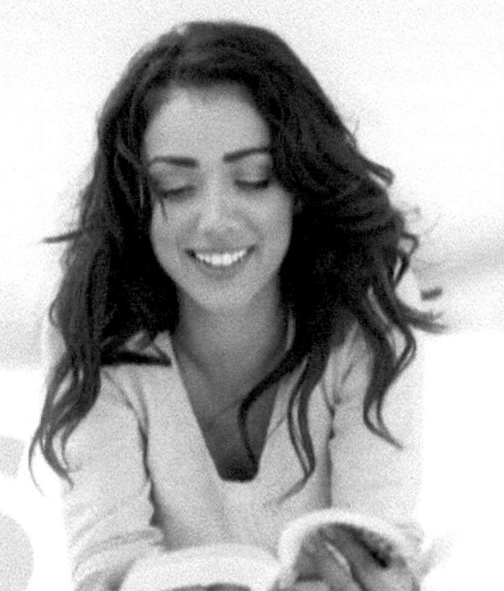

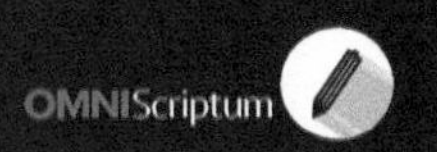

info@omniscriptum.com
www.omniscriptum.com
OMNIScriptum